TESORO

Regalos recibidos de retos,
luchas y traumas

PAMELA STARUSTA

Contenido

Introducción

Este viaje es muy personal para mí, pero también es universal. Tanto si tus retos son similares a los míos como si son diferentes, los principios de curación y autodescubrimiento se aplican a todos nosotros. Las cicatrices emocionales dejan su huella en nosotros, moldeando en quién nos convertimos, cómo amamos y qué hacemos. Descubrí que, por muy positiva que intentara ser, siempre había un miedo y una tristeza profundamente arraigados que acechaban bajo la superficie. Esta fuerza invisible, aunque silenciosa, era increíblemente poderosa y moldeaba mi vida de un modo que no comprendía del todo. Era como un enemigo interior que me robaba la alegría de vivir: el verdadero maltratador, el verdadero violador.

Sé lo que se siente al estar atrapado en la oscuridad. También sé lo que se siente al redescubrir la luz interior y la paz que viene con la curación. Este libro es una guía para navegar por los mares agitados de la vida y encontrar el camino de vuelta a las orillas de la curación, al amor propio y al autodescubrimiento. No soy psicóloga, psiquiatra ni trabajadora social. Lo que ofrezco procede de mis propias experiencias vitales y de la sabiduría que he adquirido en La Universidad de la Vida.

Esta historia no es sólo una historia de supervivencia: es una historia de prosperidad, de recuperar las partes de uno mismo que se habían perdido, de redescubrir la fuerza y de aprender a vivir plenamente de nuevo. Al final de este libro, espero que empieces a ver los retos, las luchas y los traumas no como cargas, sino como regalos, regalos que te ayudarán a hacerte más fuerte, más sabia y más capaz de vivir una vida plena y feliz.

Esta transformación personal no sólo te beneficia a ti; tiene un profundo impacto en tus seres queridos, tus relaciones, tu comunidad y la sociedad en su conjunto. Generación tras generación heredan el dolor no resuelto y los traumas no curados de quienes les precedieron. Tú tienes el poder, el control y el derecho a ser el cambio positivo que detenga este ciclo. A medida que sanas, descubres tu bondad y vives más feliz y sana, cambias el mundo con el imparable efecto dominó de la sanación.

Mientras lees este libro, debes saber que no estás sola. Yo he estado donde tú estás, y estoy aquí para guiarte. Juntas, navegaremos por las tormentas, descubriremos los tesoros de nuestro interior y encontraremos el camino hacia una vida llena de esperanza, fuerza y felicidad. Este es tu momento para recuperar tu alegría, y me siento honrada de ser parte de tu viaje.

Capítulo 1: Del trauma al triunfo

"Alguien a quien amaba me regaló una vez una caja llena de oscuridad. Tardé años en comprender que eso también era un regalo".

- Mary Oliver

MI VIAJE PERSONAL: UN PRELUDIO A LA CURACIÓN

Conocí a mi marido el día de mi decimoséptimo cumpleaños, cuando mi hermana volvió de Boston con un grupo de amigas de la universidad y me organizó una fiesta de cumpleaños sorpresa. Él era uno de esos amigos. Por aquel entonces, yo me estaba recuperando de la anorexia. Estaba en lo que yo llamo la fase gordita. Por supuesto, nadie más pensaba que estaba gordita. Era la fase en la que mi cuerpo físico ya no parecía un esqueleto, pero mi salud emocional aún se estaba recuperando y era vulnerable.

Pasaron rápidamente treinta y cinco años hasta el 8 de junio de 2018. Me levanté dispuesta a afrontar el día como siempre. Tenía cincuenta y dos años en ese momento. Mi marido y yo llevábamos treinta y cinco años juntos y treinta casados. Teníamos dos hijos preciosos. Nuestro hijo mayor se había graduado en la universidad el mes anterior y se disponía a iniciar su vida y su carrera en Chicago. El menor estaba en el primer año de instituto. Se despidió mientras se dirigía a trabajar a la ferretería local Ace Hardware.

Continué con mi rutina matutina: Fui a Dunkin' Donuts, compré dos cafés extragrandes y un panecillo, y los llevé a casa para tomar un café con mi marido. Normalmente hablábamos de los niños durante una hora más o menos, y luego él soltaba alguna versión de cómo todo y todos en su vida le habían tratado mal. Durante los últimos meses había estado en un perpetuo estado de odio, y las conversaciones empezaban y terminaban con odio, ira y negatividad. Sabía que la conversación de la mañana se desarrollaría tal y como lo había hecho. Sabía lo que tenía que hacer. Tenía que estar de acuerdo con cualquier odio o enfado que expresara durante el café, o de lo contrario me garantizaba que iba a tener un día terrible. Y eso es exactamente lo que hice.

Conseguí pasar la hora del café, asintiendo, sonriendo y añadiendo de vez en cuando un "Lo sé, ¿verdad?" o un "Yo tampoco me lo puedo creer" como respuesta. La negatividad y la culpa se habían convertido en el mantra diario. *Conseguí pasar la hora del café sin decir nada malo.* El primer objetivo del día estaba cumplido.

Luego, podría hacer algunos recados y asegurarme de volver a tiempo, y planificar el resto del día. *Sonreír, ser positiva, estar de acuerdo. Yo me encargo.* Llevaba tres décadas viviendo así. *Cuidado con lo que dices, o todo podría cambiar. Recuerda: menos, es más. Muestra amor. No digas lo incorrecto. Hagas lo que hagas, no digas lo incorrecto.*

Pero, por alguna razón, le dije: "Oye, ¿te parece bien que pasemos por casa de mi hermana a dejar la tarjeta de graduación de mi sobrino? Está sólo a un par de kilómetros. Podemos quedarnos unos minutos y volver enseguida a casa. Esperaba llevarle su regalo desde que se graduó hace tres semanas".

La verdad es que sé por qué lo pedí. Siempre quise ver a mi familia, pero no me lo permitían. Era demasiado arriesgado; necesitaba tener el control. Sabía que había metido la pata. En mi cabeza, una voz decía, *Pamela, ¿por qué lo pediste? Tú lo sabes mejor que nadie.* Apenas unos instantes después de hacer mi pregunta, vi que la expresión de su cara se volvía de rabia total.

Estábamos en el vestíbulo de nuestra casa. Pateó violentamente el interior de la puerta, dejando una huella de zapato que atravesó la pintura y dejó al descubierto el metal. En cuestión de segundos, me convertí en el destinatario de su rabia y su ira acumuladas. Me agarró por el cuello y me estampó contra la pared, mientras me gritaba insultos viles y me escupía a la cara para demostrarme lo inútil que era. Me arrastró por las muñecas hasta nuestro dormitorio. Tras unos veinte minutos de repetidos golpes en el cuerpo, asfixia y escupitajos, me obligó a tumbarme boca arriba mientras su mano estaba sujetando fuertemente mi nariz y a la vez me tapaba la cara con una almohada. Puso su cuerpo de 1,80 m y más de 100 kg encima de la almohada para asegurarse de que no entrara aire. Todo el tiempo gritaba: "Ojalá estuvieras muerta. Ojalá estuvieras muerta". Cuando empezaba a desvanecerme, oí fuertes y repetidos golpes. De repente, mi marido había desaparecido. Volvía a respirar.

¿Por qué estoy aquí ahora? pensé mientras el agente de policía me fotografiaba las muñecas, los brazos, las piernas y el cuello para su informe. Hace menos de treinta minutos, apenas respiraba. Estaba sentada en la mesa de mi cocina cuando el agente me informó que una persona anónima había llamado al 911 y que mi marido había sido detenido. El estado de Florida presentaba cargos contra él por agresión doméstica.

Le dije al policía que mi marido se había enfadado. No paré de darle excusas de por qué estaba enfadado e intenté justificar su comportamiento. El agente me miró fijamente a los ojos y me dijo: "¿Sabe cómo me suena?". Le devolví la mirada confusa y el agente dijo: "Como una esposa maltratada". No respondí, pero en mi cabeza pensé: *"¡No, no puede ser! No lo soy. No puede ser verdad.* El agente me entregó un folleto y me dijo que pidiera cita con los servicios para víctimas del juzgado del condado de Palm Beach lo antes posible.

Pocos días después, tras mi cita en los servicios de atención a las víctimas, me evaluaron y me diagnosticaron TEPT. Recibí los resultados de las diversas pruebas y evaluaciones de amenazas, y todo estaba fuera de lo normal. Tuve que afrontar la verdad: era una mujer maltratada.

En los días y meses siguientes, las compuertas de emociones y experiencias entraron en mi cerebro como un maremoto retenido tras un muro de contención durante treinta y cinco años. Sentía que me ahogaba en el dolor, la vergüenza y el miedo. Me había adaptado a mi entorno, pero ahora los muros habían caído. Necesitaba esos muros; eran mi seguridad.

Que alguien me ayude, por favor. Si esto es libertad, no la quiero. No puedo respirar, no puedo oír, no puedo pensar y mis oídos están taponados. No puedo sobrevivir así, y no puedo existir en mi piel. Estaba atrapada en un ciclo de dolor.

Me vi obligada a enfrentarme a la fría y dura verdad de que era yo quien necesitaba ayuda. No había tomado ninguna medida para corregir la situación, sino que me limitaba a poner excusas, perdida en la negación. Me decía a mí misma que el comportamiento de mi marido era fruto del estrés o que no quería decir las cosas hirientes que decía o hacía. Me aferraba a los buenos momentos de nuestra vida juntos. Esos recuerdos de risas, amor y conexión eran como salvavidas para mí. Me decía a mí misma que si pudiéramos pasar más buenos momentos, todo iría bien. Me convencí de que las cosas acabarían mejorando si me esforzaba más o si le quería más.

Permanecer en esa negación fue una de las cosas más difíciles y dañinas que he hecho nunca. Al no tomar medidas, estaba permitiendo que el abuso continuara y estaba contribuyendo a mi propio sufrimiento. No quería admitir que me maltrataban o que utilizaban mi amor en mi contra. Ahora me doy cuenta de que no sólo estaba permitiendo su comportamiento, sino también disminuyendo mi propio valor. Asumir esta verdad fue doloroso, pero necesario.

Sin ahondar más en la oscuridad, quiero decirte que encontré una forma de existir en mi piel: pude y lo hice.

Según el Consejo Nacional para el Bienestar Mental, el 70% de los adultos estadounidenses han sufrido al menos un suceso traumático en su vida. No sé qué experiencias has tenido en tu vida ni si eres uno de los 223,4 millones de adultos estadounidenses que han sufrido al menos un suceso traumático. Lo que sí sé es que si has tenido experiencias pasadas que te dejaron emocionalmente marcada, este libro encierra la promesa de un viaje transformador que puede cambiar tu vida.

Voy a compartir con ustedes la sabiduría que he acumulado en mi viaje de vuelta a mí misma tras años de abusos. Este viaje no ha sido nada fácil; ha estado lleno de dolor, miedo e innumerables momentos de duda. Sin embargo, a través de toda la oscuridad, encontré la luz. Descubrí que el camino hacia la curación no consiste sólo en superar las heridas infligidas por otros, sino también en recuperar las partes de nosotros que se perdieron por el camino. Se trata de redescubrir nuestra fuerza, nuestro valor y nuestra capacidad de amar y ser amados.

En las páginas que siguen, les mostraré las lecciones que he aprendido, no sólo como alguien que ha sobrevivido, sino como alguien que ha prosperado a pesar de las adversidades. Este viaje es muy personal, pero también universal. Tanto si te has enfrentado a retos similares como a otros diferentes, los principios de curación y autodescubrimiento se aplican a todos nosotros.

Exploraremos el poder de la autocompasión, la importancia de los límites y la necesidad de afrontar y aceptar nuestro pasado. Te proporcionaré herramientas prácticas y reflexiones que podrás utilizar para recorrer tu propio camino de sanación, independientemente de tu punto de partida.

Al final de este libro, espero ayudarte a ver los retos, las luchas y los traumas como regalos, algo que, aunque doloroso, puede transformarse en una fuente de fortaleza y sabiduría. Esto puede parecer imposible ahora, sobre todo si todavía estás sumida en el dolor, pero te aseguro que es posible. A través de mi propia experiencia, he llegado a comprender que el trauma no nos define, sino que nos refina. Nos obliga a profundizar, a descubrir partes de nosotros mismos que no sabíamos que existían y a salir del trauma más fuertes, más sabias y más compasivas.

Es más, esta transformación no sólo te beneficia a ti. A medida que te curas, tu crecimiento personal crea una ola de positividad y compasión que repercute en las personas que te rodean de maneras que ni siquiera puedes ver. Este efecto dominó es uno de los aspectos más hermosos del viaje de curación. Llega a tus seres queridos, amigos, familia, y se extiende hacia fuera exponencialmente, influyendo incluso en aquellos que nunca has conocido.

Este libro no trata sólo de sobrevivir. Trata de encontrar la alegría, la paz y el propósito en una vida marcada por el trauma. Se trata de recuperar tu historia, no como víctima, sino como guerrera y faro de esperanza para los demás. Mientras lees, espero que encuentres el valor para embarcarte en tu viaje de autodescubrimiento y curación, sabiendo que no estás sola. Estoy aquí contigo y juntas podemos convertir el dolor en poder, el trauma en triunfo y las heridas en sabiduría.

En los próximos capítulos, te guiaré por las aguas abiertas del descubrimiento, la comprensión y el autoconocimiento. ¿El destino? Una tierra llamada "El verdadero Yo". En esta nueva tierra abundan los colores vibrantes, las vistas hermosas y los sonidos de la felicidad. Es un lugar lleno de potencial ilimitado, donde encontrarás flores llamadas Autoestima, Amor, Coraje, Gratitud, Alegría, Amabilidad, Confianza, y mucho más. El paisaje brilla con posibilidades. A medida que explores, descubrirás las flores que necesitas para completarte y empoderarte.

Esta tierra, donde pronto residirás, es tan pacífica y maravillosa que la mayoría de la gente piensa que sólo existe en sus sueños. Pero yo estoy aquí para decirte que es real, y que no tardarás mucho en llegar.

Te mostraré el camino. Ya he cruzado antes este vasto océano, me he enfrentado a las tormentas y he encontrado la nueva tierra. Ahora, estoy aquí para compartir mi mapa contigo para que tú también puedas descubrir este hermoso destino. Todo el equipo que necesitas para enfrentarte a las tormentas y navegar hasta esta nueva tierra ya está en tu barco. Una vez que estés lista y dispuesta a levantar el ancla que te mantiene en el puerto, podrás comenzar tu viaje.

Cuando por fin pongas un pie en esta nueva tierra y sientas el suelo firme bajo tus pies, respira hondo, haz una pausa y siente gratitud por haber llegado sana y salva. Después de descansar, emprenderás la búsqueda del cofre del tesoro lleno de regalos y recursos que te ayudarán a prosperar en este nuevo mundo. El mapa del tesoro lleva décadas escondido en la bodega de carga de tu barco. Ahora es el momento de encontrarlo y desempolvarlo. Este mapa te llevará hasta la llave y el cofre, y cuando lo abras, descubrirás las riquezas necesarias para prosperar en tu nueva vida.

Cuando estés lista para levar anclas y zarpar, pasa página.

Capítulo 2: Enterrados vivos

"Las emociones no expresadas nunca mueren. Se entierran vivas y aflorarán más tarde de formas más feas".

- Sigmund Freud

Bienvenida. Me alegro de que hayas decidido emprender este viaje. El primer paso en la preparación de tu viaje a este maravilloso nuevo destino es revisar tu barco y asegurarte de que todas las piezas estén en buen estado de funcionamiento. Como capitán de tu barco, eres responsable de que esté en condiciones de navegar. Si algunos de los equipos necesitan reparación, debes ocuparte de ello, o ponerlo en conocimiento de tu tripulación para que puedan ayudarte antes de zarpar.

Comparto esta información contigo porque ojalá lo hubiera hecho antes. Me habría ayudado a evitar el naufragio en el que finalmente me encontré. Empecemos con la pregunta de *¿Por* *qué?* No "¿Por qué hizo esto?" o "¿Por qué me pasó esto a mí?". La verdadera pregunta es: "¿Por qué permití esto en mi vida?".

Decidí tomar algo de equipo, retroceder en el tiempo y echar un vistazo más profundo al estado de mi embarcación en mi decimoséptimo cumpleaños. Lo que descubrí no era bueno. No estaba en plena forma. La verdad es que me habrían desguazado y enviado al desguace de no ser porque mi quilla, que constituía los cimientos y la estabilidad de mi barco, estaba en buenas condiciones. El resto del barco necesitaba mucha atención.

Gran parte de los daños estaban bajo la superficie, sin que nadie los detectara. Para verlo, habrían necesitado ponerse un traje de neopreno, conseguir una máscara, un tanque de aire, unas aletas, y hacer una inmersión profunda.

Echemos un vistazo a las partes de nuestro barco.

La **quilla** es el principal componente estructural que corre a lo largo del fondo de un barco, proporcionando estabilidad y fuerza. La quilla representa los cimientos de la vida de una persona, los valores fundamentales, las creencias y la fuerza interior que nos mantienen con los pies en la tierra, incluso en tiempos difíciles.

El sistema de lastre de un barco garantiza que se mantenga erguido y estable, especialmente en aguas agitadas. Esto establece un paralelismo con el equilibrio mental y emocional que necesitamos en nuestras vidas.

La bodega de carga de un barco es como nuestra mente, donde se almacenan recuerdos, experiencias y emociones. Al igual que un barco debe gestionar cuidadosamente su carga para mantener el equilibrio y la eficiencia, nosotras debemos ser conscientes de lo que llevamos en nuestras bodegas mentales y emocionales.

La hélice de un barco es lo que lo impulsa hacia adelante, creando el empuje necesario para moverse a través del agua. Esto es comparable a la motivación y la pasión de una persona: las fuerzas internas que nos impulsan hacia nuestros objetivos y sueños. Confiamos en nuestro impulso interior para que nos haga avanzar en la vida y nos proporcione el ímpetu necesario para superar los obstáculos y seguir avanzando hacia nuestros destinos.

El **timón** es una parte pequeña del barco en comparación con el resto, pero desempeña un papel fundamental a la hora de determinar la dirección de la nave. Es una poderosa metáfora de nuestros procesos de toma de decisiones y de la orientación que necesitamos para mantener el rumbo. En nuestras vidas, necesitamos tener objetivos claros y la capacidad de tomar decisiones que nos dirijan hacia donde realmente queremos ir.

Por último, la **rueda del** timón y el **ancla** representan nuestro control sobre cuándo y cómo cambiamos de dirección o hacemos una pausa en nuestro viaje. La rueda representa nuestra capacidad para tomar las riendas de nuestra vida y tomar decisiones conscientes. Tanto si se trata de avanzar hacia nuevas oportunidades como de alejarnos del peligro, la rueda es nuestra herramienta para cambiar las circunstancias que nos rodean. Por el contrario, el ancla proporciona estabilidad y seguridad cuando necesitamos detenernos, descansar o mantener nuestra posición. Es la parte de nosotros que sabe cuándo hacer una pausa, reflexionar y recuperar fuerzas antes de continuar el viaje.

¿Qué ocurre si alguno de estos mecanismos no funciona correctamente? ¿Qué ocurre si partimos para nuestro viaje de la vida con daños en uno o varios de nuestros sistemas? Sería peligroso, y probablemente nos desviaríamos de nuestro rumbo, nos desviarían tormentas inesperadas; podríamos perdernos, y posiblemente incluso naufragar. Podríamos acabar en un destino al que no teníamos intención de ir.

Podríamos haber emprendido este viaje de la vida con un destino en mente, pero encontrarnos con una tormenta o mal tiempo y acabar anclados en un destino no previsto.

Si tu barco ha sufrido daños por cualquier motivo, es tu responsabilidad como capitán evaluar el estado o confiar en tu tripulación para diagnosticar el problema. Puede que incluso tengas que volver a puerto para que un especialista se ocupe de cualquier problema que no esté a tu alcance.

Si el capitán da una respuesta ineficaz a los fallos operativos de su barco, los ignora y zarpa de todos modos, es dudoso que lleguen a su destino, y será un viaje duro.

Cuando mi barco fue creado, salió de la producción, brillante y luminoso. Estaba destinada al amor, la alegría, la bondad y una vida hermosa. Mi embarcación tenía una tripulación maravillosa y cariñosa que me mantenía en perfectas condiciones. Pero lo que no tuve en cuenta fue que mi barco se encontró con una tormenta trece años después de haber sido creado, causando tremendos daños y desviando mi viaje de su rumbo durante cuarenta años, lo que finalmente condujo a un naufragio.

Acababa de terminar el séptimo curso y me hacía ilusión empezar las vacaciones de verano pensando en el sol, la diversión y los amigos. Mi madre era ama de casa y siempre podíamos invitar a nuestros amigos a pasar el rato, vivir la vida y disfrutar de lo que debía ser la infancia. Pero ese día, las cosas eran diferentes. Mi madre iba a ver un espectáculo de Broadway en Nueva York. Estábamos muy contentos por ella y no podíamos esperar a oír lo increíble que era el espectáculo cuando volviera a casa esa noche. Mi madre siempre conseguía que todas las historias fueran mágicas y llenas de vida. Me moría de ganas de que me lo contara todo. *Esta noche la cena va a ser increíble,* pensé. *Estoy impaciente.*

Eran las vacaciones de verano y todos teníamos mucho tiempo libre. Invité a mi novio por la tarde. Nos sentábamos en el sofá marrón oscuro a cuadros del salón y nos besábamos a escondidas. Si oíamos venir a mi hermana o a mi hermano, parábamos. Seguro que mis mejillas sonrojadas delataban la travesura en la que estaba metida, pero no me importaba. Sentía mariposas en el estómago. Me sentía tan especial; *estoy enamorada,* pensé. *Estoy enamorada.* Qué sensación tan maravillosa. No podía ser más feliz en ese momento.

Mi hermano salió a jugar al béisbol con los amigos del barrio y mi hermana me dijo: "Oye, Pammy, voy a dar un paseo rápido en bici. Ahora vuelvo".

"Diviértete", le respondí.

Unos instantes después de que mi hermana cerrara la puerta tras de sí, mi novio se volvió hacia mí y me dijo: "Oye, tu madre no está en casa. Vamos arriba a tu habitación".

"Realmente no creo que debamos. Ya sabes, las reglas de la casa, nada de novios arriba", respondí.

"Tu madre no está aquí. ¿Quién lo va a saber? Vamos, no seas tan aburrida", añadió.

Me estaba llenando de culpa, pero pensé, *no soy aburrida*.

Nos tumbamos en la cama gemela de mi habitación y nos besamos. Yo estaba rebosante de sentimientos de excitación. Sentía como si tuviera un nido de mariposas en el estómago. Ya era bastante arriesgado besarse abajo en el sofá, pero acostarse y besarse, ahora, esto era estimulante. *Espero sentirme así siempre,* pensé. *Este es el mejor día de mi vida. Tan emocionante, tan hermoso.* La alegría de la adolescencia y del descubrimiento inocente. La única manera de describir este momento es que fue pura alegría.

De repente, el cielo se oscureció y las hermosas mariposas que bailaban en mi estómago, creándome sentimientos de euforia y alegría, volaron, dejándome vacía por dentro. El tiempo estaba a punto de cambiar; había llegado una tormenta. Después de todo, no era el mejor día de mi vida.

Cuando pasó la tormenta, me acurruqué en la cama, mareada. Me dolía una parte del cuerpo por debajo de la cintura y por encima de los muslos. Había gotas de sangre en mi colcha blanca. Estaba rota y dañada por dentro y por fuera. Me habían quitado la virginidad sin mi consentimiento y me habían dejado como una cáscara de mí misma.

Mientras yacía allí sollozando, pensé: *Dios mío, mi madre llegará a casa en cuestión de horas. ¿Qué le diría? Me avergüenza no poder admitir esto. No puedo afrontarlo. No compartiré esta información con nadie. Lo mantendré en secreto. Nadie necesita saberlo.*

Froté desesperadamente las pruebas de mi colcha blanca hasta que pareció que no había pasado nada. Luego me duché y me froté el cuerpo con la misma energía, aunque con cuidado en las partes que aún me dolían. Me peiné, me puse ropa limpia y, por último, me obligué a sonreír, una máscara para completar la fachada.

Durante la cena, me senté con mi familia, sonriendo y asintiendo con la cabeza mientras mi madre relataba vívidamente su mágica experiencia en el espectáculo de Broadway. Estaba llena de emoción, belleza y alegría. En nuestra casa, nos centrábamos en las cosas positivas, y este hábito había sido una gran parte de la felicidad que siempre había conocido de niña. Todos sonreímos y nos reímos, y yo me aseguré de mantener esa sonrisa en mi cara todo el tiempo, aunque mi mente estuviera a kilómetros de distancia.

Me las arreglé para seguir actuando. Durante toda la cena, me obligué a tragar la comida que sentía como piedras en el estómago. Me repetía una y otra vez: *"Puedes hacerlo".* La alternativa —enfrentarme a la realidad de lo que había ocurrido— era impensable. No podía soportar la idea de ser yo quien destrozara la felicidad de nuestra familia con esta oscura noticia. Me sentía responsable. Después de todo, yo le permití subir. Rompí las reglas. Me sentía agobiada por la culpa y la vergüenza. No podía ser yo quien trajera la oscuridad y la vergüenza a nuestra familia. Y no lo haría.

La violación es el delito menos denunciado; el 63% de las agresiones sexuales no se denuncian a la policía. Solo el 12% de los abusos sexuales a menores se denuncian a las autoridades.[1]

Todos los días me levantaba y me ponía la máscara, elaborando cuidadosamente una sonrisa que llevaba como una armadura. Era mi escudo, la barrera entre el mundo y el caos que llevaba dentro. Nadie podía ver las grietas, la vergüenza que me carcomía como una herida oculta. Pero en el fondo, sólo intentaba sobrevivir, aferrándome desesperadamente a una sensación de normalidad mientras ocultaba las cicatrices que contaban una historia diferente. La vergüenza era como una sombra que me seguía a todas partes. Me decía a mí misma que mientras pudiera mantener la fachada y seguir sonriendo, podría convencer a todo el mundo, incluida yo misma, de que estaba bien.

Hice todo lo que tenía que hacer: ir a clase, charlar con los amigos, actuar como si todo fuera bien y, por supuesto, seguir saliendo con el mismo novio. Me dijo: "Si rompes conmigo, voy a contarle a todo el mundo que nos acostamos". Yo estaba horrorizada. Su versión de la historia era diferente a la mía. Por supuesto, me culpó a mí de haberle engañado llevándole a mi habitación. Cuando le pregunté por qué no paraba cuando yo estaba llorando, gritando e intentando quitármelo de encima, lo

1   © *Centro Nacional de Recursos contra la Violencia Sexual 2012, 2013, 2015. Nsvrc.org.*

descartó, alegando que sabía que yo sólo estaba nerviosa y que, en el fondo, quería que lo hiciera.

Con el tiempo, la vida siguió adelante. Enterré el dolor y pensé que estaba bien. La relación no era sana, pero me ajusté y adapté... Ya no sentía la necesidad de forzar una sonrisa o fingir, hasta un año después, cuando me engañó y rompió conmigo. Seis meses después de eso, su padrastro fue trasladado fuera del estado, y él se fue. Fue entonces cuando aprendí por las malas que el dolor enterrado no permanece enterrado para siempre.

Estaba destrozada. A mi manera de ver, le había dedicado mi vida. Hice todo lo que me pidió y luego me abandonó, dejándome rota de nuevo. Me quedé con una sensación de vacío, y el dolor emocional no resuelto empezó a aflorar de forma inesperada y física.

A los quince años, me desperté una mañana sintiéndome profundamente emocionada y abrumada por la tristeza. Si alguien me miraba, sentía que iba a llorar. Llamé a mi madre y le pedí que me recogiera en el colegio. Esa noche me acosté temprano, llorando hasta quedarme dormida. A la mañana siguiente, me desperté y me di cuenta de que tenía la parte izquierda de la cara completamente paralizada. Tenía el labio hacia abajo y parecía que había sufrido un derrame cerebral. Mi ojo izquierdo no parpadeaba y el párpado permanecía abierto.

Mi madre me llevó inmediatamente al médico, donde me diagnosticaron el síndrome de Ramsay Hunt. Los médicos me dijeron que se debía a una infección en el oído, pero ahora sé que era el dolor emocional acumulado y enterrado que por fin había aflorado cuando me desecharon como basura sin valor. El trauma que había enterrado durante tanto tiempo se manifestó físicamente como síndrome de Ramsay Hunt.

El síndrome de Ramsay Hunt, similar a la parálisis de Bell, está causado por el virus del herpes zóster. Los factores que aumentan el riesgo de herpes zóster —estrés, infección, desnutrición— estaban presentes en mi vida. Estaba estresada, lidiando con una avalancha de emociones enterradas que habían resurgido, y no estaba preparada para manejar el dolor, la vergüenza y el abrumador miedo. Aunque me administraron medicación antiviral de inmediato, tardé más de seis meses en volver a sonreír. Me sometí a terapia de estimulación eléctrica y fisioterapia, pero incluso ahora sigo soportando los efectos duraderos. La vida volvió a ser miserable, pero mi gente nunca lo supo. Seguía poniendo un pie delante del otro. No estaba preparada para afrontar la realidad. Me avergonzaba y me daba vergüenza.

Me sentía insegura por ir al instituto con la cara paralizada y no veía la hora de que llegaran las vacaciones de verano. Cuando por fin llegaron, me sentí aliviada de poder quedarme en la seguridad de mi hogar.

Reflexionando sobre ese periodo de mi vida, me doy cuenta de que había caído en una mentalidad de víctima que me quitaba la confianza en mí misma y el poder. No pasé a la acción, sino que dejé que el miedo a la vergüenza controlaran mis decisiones. Necesitaba pensar con lógica, pero fui incapaz de hacerlo. Debería habérselo contado a una persona de confianza, alguien que pudiera ayudarme. Pero en lugar de eso, dejé que fuerzas externas dictaran el rumbo de mi vida. Las creencias limitantes y el dolor emocional pueden frenarnos, pero reconocerlos y liberarse de ellos es esencial para crecer. Aceptar la incomodidad y emprender acciones intencionadas y cotidianas hacia el verdadero yo, te permite sortear los retos de la vida y alcanzar todo tu potencial.

Mi experiencia con los traumas emocionales y sus consecuencias físicas me enseñó la importancia de abordar el dolor emocional. Suprimirlo sólo hace que se manifieste de forma perjudicial. Para mantener el bienestar general, es crucial afrontar y curar las heridas emocionales que nos agobian.

Capítulo 3: Desequilibrio

"Lo que resistes, persiste".

- Carl Jung

Superé mi primer año de instituto y me alegré de que por fin hubiera llegado el verano. Durante los dos primeros días de vacaciones me sentí aliviada. Podía quedarme en la seguridad de mi propia casa. La verdad era que todos esos sentimientos, emociones y miedos que habían aflorado se quedaban conmigo. *No* iban a ser unas vacaciones de verano perfectas.

Las distracciones de la escuela y la vida eran útiles, pero ahora ya no existían y sólo estaba yo, yo misma, mis pensamientos y sentimientos.

Subí a mi habitación, me tumbé en mi cama gemela y dejé que los pensamientos de odio a mí misma, vergüenza y bochorno se apoderaran de mi mente. Me habían engañado, mentido y desechado. No podía creer que fuera tan estúpida de pensar que él se preocupaba por mí. Le honré, fui leal e hice todo lo que me pidió, incluso después de aquel doloroso día de verano.

Me incliné hacia la mesilla de noche y tomé la cuchilla de afeitar que había colocado allí a propósito ese mismo día. Era una hoja de doble filo, afilada por ambos lados. El tipo de hoja que se coloca dentro de una de esas navajas de afeitar de la vieja escuela que usaría un barbero.

Allí tumbada, mirando la luz brillante que se reflejaba en la maquinilla de afeitar, me pregunté varias cosas, entre ellas por qué debería siquiera existir. *¿Cómo y por qué quiero seguir viviendo?* Sentada allí en silencio, con el peso de todo presionándome, sentía que me ahogaba en mis propios pensamientos. El dolor, el agotamiento, todo era demasiado, y no veía una salida. No dejaba de pensar: *"¿Qué sentido tiene?* Mi mundo se sentía tan frío y vacío, y estaba cansada de fingir que estaba bien cuando cada respiración se sentía como una lucha. Pensaba en lo fácil que sería dejarse llevar, dejar de luchar y encontrar por fin algo de paz. La idea de acabar con todo parecía una liberación, una forma de escapar del incesante dolor que se había apoderado de mi vida. Parecía la única solución, la única forma de hacer que todo se detuviera.

Después de que estas preguntas se repitieran en mi cabeza durante varios minutos y las lágrimas corrieran por mi cara, me senté con las piernas entrecruzadas. Respiré hondo y sentí calma en mi interior por primera vez en meses. No había sonidos ni olores; era como si estuviera en el vacío. Era como flotar en un tanque de privación sensorial, tranquila y serena. Disfruté de esta sensación de paz durante lo que me pareció una hora. Entonces, volvieron mis pensamientos de odio a mí misma, vergüenza y decepción.

Pensé en la gente que me echaría de menos, en las cosas que nunca viviría y en el impacto que podría tener mi decisión. Me di cuenta de que tal vez, sólo tal vez, aún había esperanza, una oportunidad de que las cosas mejoraran. La nube más oscura, con sus relámpagos y truenos, había pasado por encima de mi habitación.

Una nube gris más pequeña le siguió y se cernió sobre mi cama. Esta nube era relajante. Me recordaba a la sensación acogedora que tienes cuando te acurrucas en el sofá bajo una manta cuando el cielo está oscuro y gris.

Tomé la cuchilla con calma y me corté los nudillos lenta y repetidamente hasta que unas gotas de sangre cayeron sobre la colcha blanca. Cuando la afilada cuchilla cortó mi piel, sentí como una bocanada de aire fresco. Mi dolor emocional, mi tristeza y mi estrés fueron sustituidos por la sensación punzante del dolor. Fue glorioso.

Cada vez que el dolor emocional se volvía abrumador, volvía a visitar mi lugar de vacaciones mentales, asegurándome de mantener ocultos los resultados de mi relajación. Era verano, y los trajes de baño y los pantalones cortos eran mi atuendo diario. No era algo de lo que estuviera orgullosa, pero era la única forma que conocía de hacer el tormento emocional más tangible, algo que pudiera ver y entender. Era una distracción de los insoportables pensamientos que se arremolinaban en mi mente, una forma de acallar el ruido, aunque solo fuera por un rato. Cada corte, cada marca, era una prueba del dolor que llevaba dentro, una forma de expresar lo que no podía expresar con palabras. El ciclo del dolor continuaba.

Por mucho que me pareciera una vía de escape, sabía que sólo era una solución temporal, una tirita en una herida que supuraba bajo la superficie. El alivio era efímero, y la culpa y la vergüenza que le seguían hacían que el ciclo fuera más difícil de romper. Estaba atrapada en una pauta de hacerme daño a mí misma para aliviar el dolor, pero al hacerlo sólo aumentaba el sufrimiento. Quería parar y encontrar una forma de controlarme a mí misma, mis pensamientos, mi cuerpo, algo.

A los pocos meses de utilizar el daño autoinfligido (autolesiones no suicidas) como mecanismo de afrontamiento, estaba a punto de empezar un nuevo capítulo de mi vida. Bienvenida al nacimiento de la fase de la anorexia.

Aprendí que cuando evitamos afrontar nuestras heridas emocionales, estas no se desvanecen en el fondo de nuestras vidas. Por el contrario, estas emociones no resueltas permanecen bajo la superficie, influyendo sutilmente en nuestros pensamientos, comportamientos y relaciones. Al igual que una herida no tratada, estas lesiones emocionales se agravan con el tiempo y se incrustan profundamente en nuestro subconsciente. Aunque nos convenzamos de que hemos superado el dolor, lo cierto es que esas heridas siguen existiendo, y a menudo influyen en nuestras percepciones y respuestas de formas de las que ni siquiera nos damos cuenta.

Con el paso del tiempo, el dolor no abordado se manifiesta en diversos aspectos de nuestra vida. Puede manifestarse como patrones recurrentes de relaciones insanas, miedos irracionales o sentimientos persistentes de ansiedad y depresión. Podemos reaccionar de forma desproporcionada ante determinadas situaciones, no por lo que esté ocurriendo en el presente, sino porque se están desencadenando viejas emociones no resueltas. Estas heridas que resurgen pueden perturbar nuestra vida, creando ciclos de sufrimiento que se repiten hasta que afrontamos los problemas subyacentes. Cuanto más ignoramos estas cicatrices emocionales, más crecen, afectando a nuestro bienestar y a nuestra capacidad de vivir plena y auténticamente.

A los dieciséis años, decidí tomar el control de *algo* en mi vida: mi cuerpo. Me dije: "Tomaré el control de mi cuerpo".

Cada mañana, lo primero que hacía era dirigirme directamente al baño. La báscula estaba allí, esperándome como un juez, su fría superficie era un recordatorio constante de la batalla a la que me enfrentaba cada día. Me subía, conteniendo la respiración como si eso pudiera cambiar de algún modo el número que aparecía. Cuando lo veía, se me aceleraba el corazón, tanto si la cifra había subido como si había bajado sólo una fracción de kilo. Si había bajado, sentía una fugaz sensación de victoria, un subidón momentáneo que me decía que seguía teniendo el control. Pero si había subido, aunque fuera un poco, sentía como si el mundo se me viniera abajo. Mis pensamientos se convirtieron en una espiral de pánico, miedo y asco. Me prometí a mí misma *que hoy comería aún menos, que forzaría más mi cuerpo, que haría lo que fuera para que esa cifra volviera a bajar mañana.*

Durante todo el día, el número me persiguió, dictando cada decisión que tomaba. Evité la comida todo lo que pude, picoteando en las comidas e inventando excusas para saltármelas por completo. Mi estómago gruñía, pero yo rehuía el hambre, diciéndome a mí misma que así era la fuerza. Cada vez que pasaba por el baño, sentía la tentación de volver a subirme a la báscula, sólo para comprobar si había perdido algo desde la última vez. Se convirtió en una obsesión, la necesidad constante de medirme, de ver si estaba más cerca del ideal inalcanzable que me había fijado. Incluso cuando sabía que pesarme tan a menudo no tenía sentido, no podía parar. Era como si la báscula contuviera mi valor en esos números y, sin ella, no supiera quién era.

Empecé a llevar ropa holgada y sudaderas para disimular mis "logros". Esto duró varios meses. Mis padres estaban cada vez más preocupados e intentaban que comiera más. Cada vez que lo hacían, yo reaccionaba de forma irracional: salía furiosa de casa o me encerraba en mi habitación. Fue una época muy triste para mi familia.

Un día, me pesé por quinta vez, quitándome toda la ropa antes de subir a la báscula. Con las prisas, olvidé cerrar la puerta del baño. Mi hermana la abrió sin llamar y vio mi esquelético cuerpo desnudo sobre la báscula.

Gritó: "¡Pareces un esqueleto!". Salté de la báscula, le tapé la boca con la mano y abrí rápidamente el grifo del baño, con la esperanza de ahogar sus palabras. "Shhh, no grites. Por favor, deja de gritar, mamá y papá te oirán. Prométeme, por favor, que no dirás nada". Pudo ver el miedo absoluto en mis ojos y prometió no contarlo. Solo entonces pude respirar aliviada.

Pero aquella noche, incapaz de conciliar el sueño, mi hermana rompió su promesa. Despertó a mis padres en mitad de la noche, rogándoles que me ayudaran. Para entonces, estaba tan débil que de vez en cuando me desmayaba al realizar actividades normales, como ponerme de pie o subir las escaleras. Mirando atrás, doy gracias a mi hermana y compañera por haber actuado aquel día.

Mis padres me enviaron a terapia, seguida de terapia familiar. Lo odiaba, pero empecé a comer de nuevo. Ahora me doy cuenta de que la anorexia no era solo una necesidad de control, sino también un grito de ayuda. Por fin estaba permitiendo que los demás vieran por fuera lo que yo había estado guardando dentro durante tantos años.

El miedo había estado dirigiendo mis decisiones, controlando mi vida. Había soltado la mano del timón y ya no dirigía mi nave. Había perdido mi hélice y, con ella, mi poder para avanzar.

Según las estadísticas de los CDC en la Encuesta Nacional sobre Violencia Sexual y en la Pareja Íntima, el 41% de las mujeres y el 26% de los hombres sufrieron violencia sexual por contacto, violencia física o acoso por parte de una pareja íntima a lo largo de su vida y denunciaron un impacto relacionado.[2]

---

2   https://www.cdc.gov/intimate-partner-violence/about/index.html

Estas heridas podrían haber cicatrizado si hubiera confiado en alguien a quien de verdad le importara. Es crucial mantenerse firme, expresar tu dolor y buscar apoyo cuando otros te ofenden. Nunca dejes que el miedo silencie tu verdad.

Mirando atrás, me doy cuenta de que gran parte de mi sufrimiento podría haberse evitado si hubiera compartido mis experiencias con alguien a quien le importaran. Dejé que el miedo controlara mi vida, sin saber que mi pasado dictaba mi futuro. Comprender la raíz de las emociones negativas o los traumas es esencial para vivir una vida feliz y plena. Si no se identifica la fuente subyacente del dolor, resulta difícil curarse por completo y seguir adelante. Las emociones no resueltas suelen resurgir y manifestarse en comportamientos o pensamientos malsanos que impiden el bienestar. Afrontando y explorando estas cuestiones profundamente arraigadas, tú también puedes romper el ciclo y empezar a sanar.

El camino para curar las heridas emocionales requiere reconocer su existencia y afrontar el dolor que conllevan. Sólo sacando a la luz estas heridas ocultas podremos empezar a curarlas. Este proceso puede resultar difícil e incómodo, pero es esencial para liberarnos de los patrones que nos frenan. Al abordar nuestras heridas emocionales con compasión y buscar la ayuda que necesitamos, podemos transformar nuestro dolor en crecimiento, permitiéndonos avanzar con mayor claridad, paz y resiliencia. Sanar estas heridas no sólo restablece nuestro equilibrio emocional, sino que también nos capacita para vivir una vida que ya no esté dictada por las sombras de nuestro pasado.

Ganar claridad y liberarse de las sombras puede crear un camino hacia la verdadera curación. Este autoconocimiento, además de permitirte liberarte del pasado, también te abre las puertas a una felicidad duradera y a una vida más plena.

Mirando atrás, me di cuenta de que no había reconocido mi herida emocional. En cambio, cultivé una mentalidad de adaptabilidad, que se convirtió en la base de mi identidad. Estos rasgos me guiaron a través de un matrimonio abusivo que duró más de tres décadas y marcó gran parte de mi vida. Me encontré fuera de curso, todavía atormentada por las cicatrices emocionales de mi pasado.

Capítulo 4: Romper la esclavitud del miedo

"La indecisión es la semilla del miedo".

- Napoleón Hill

Cuando comencé la terapia en los servicios para víctimas en el verano de 2018, tenía cincuenta y cuatro años. Estaba abrumada por el miedo. El trauma de los acontecimientos recientes me había dejado luchando contra el TEPT, y estaba luchando por encontrar una sensación de normalidad en mi vida. La terapia se convirtió en un espacio en el que pude empezar a desentrañar mi pasado y comprender su impacto en mi presente. Profundizamos en los cambios que necesitaba hacer para seguir adelante, centrándonos en la autoaceptación y la comprensión de los comportamientos que habían surgido como mecanismos de supervivencia. Este proceso fue difícil, pero necesario para mi recuperación.

En el momento de la detención de mi marido, yo dirigía mi propia agencia inmobiliaria. Los rápidos cambios en mi vida, combinados con la confusión emocional, desencadenaron un grave TEPT. Actividades tan sencillas como salir a la calle o conducir se convirtieron en fuentes de miedo intenso. La situación empeoró por el hecho de que, incluso después de su detención, mi marido siguió acechándome, reforzando mis temores y haciendo casi imposible que me sintiera segura. El temor constante a su presencia era asfixiante, y los factores externos que escapaban a mi control no hacían sino intensificar mi ansiedad.

En un esfuerzo por sobrevivir, me encerré en mí misma. El miedo y la ansiedad me aislaron del mundo, dejándome sola y desesperada por una sensación de control. Limpiar la casa se convirtió en mi refugio, algo que podía hacer cuando todo lo demás me resultaba abrumador. El acto de limpiar, aunque mundano, proporcionaba una pequeña apariencia de orden en una vida que se había sumido en el caos. Sin embargo, a pesar de ello, la ansiedad y el miedo subyacentes seguían dominando mis días.

Pasear al perro por el patio trasero parecía la opción más segura, dados los altos muros que cerraban el espacio. Aunque las zonas abiertas a izquierda y derecha eran visibles, la seguridad del patio proporcionaba una sensación de comodidad. Sin embargo, cuando mis padres me visitaron, tomaron medidas adicionales para fortificar mi casa. Instalaron nuevas cerraduras y cámaras, añadiendo capas de seguridad que me hicieron sentir más protegida. Después me llevaron a cenar a casa de mi hermana, lo que supuso un breve respiro de la tensión que se había ido acumulando.

Cuando volvimos a casa aquella tarde, decidí sacar al perro a pasear por delante. Mi padre me siguió unos metros por detrás, pues ya había caído la noche. La oscuridad hacía que cada sonido pareciera más significativo y, mientras caminaba, oímos arrancar el motor de un auto. Para nuestra sorpresa, vimos cómo mi marido, tratando de ocultarse, se echaba hacia atrás en su asiento, tratando de esconderse entre la puerta del conductor y la puerta del pasajero de un Corolla gris oscuro. La visión nos dejó intranquilos, sumándose a las complejas emociones y temores que habían estado persistiendo en el fondo.

Al día siguiente del incidente, acudí a los servicios de atención a las víctimas, decidida a tomar medidas para protegerme. Solicité y me concedieron una orden de alejamiento prorrogada, que permanecería en vigor hasta nuestra cita con el tribunal en julio. Los detectives intentaron notificar a mi marido en casa de su madre unos días después, pero no estaba allí, lo que me hizo sentir vulnerable e insegura. Necesitaba que le notificaran esta orden de alejamiento ampliada. La orden temporal expiraba en unos días y yo necesitaba desesperadamente una sensación de seguridad, pero seguía sin conseguirla.

Una semana más tarde, decidí enfrentarme a mi miedo y salí a pasear con Daisy, mi perro salchicha. Quería ver si podía recuperar cierta sensación de normalidad y seguridad en el mundo. Sin embargo, cuando me alejaba unos cuarenta metros de mi casa, vi un Corolla gris oscuro que entraba en mi complejo. El corazón me dio un vuelco cuando lo reconocí a través del parabrisas: era mi marido. El pánico se apoderó de mí y volví a entrar corriendo, llamando inmediatamente a la policía.

La policía respondió rápidamente. Les entregué una copia de la orden de alejamiento original. Su investigación les llevó a un hotel situado a menos de tres kilómetros de mi casa, donde le encontraron, junto con el coche de alquiler gris oscuro. Le detuvieron y le notificaron la orden de alejamiento, que estaría en vigor hasta nuestra cita con el tribunal en julio. Aunque la amenaza inmediata había desaparecido, el encuentro me conmocionó y me recordó lo frágil que seguía siendo mi sensación de seguridad.

Tuvimos nuestro día en los tribunales en julio, y me concedieron una orden de alejamiento de dos años. El tribunal dejó claro que, si mi marido me acosaba o intentaba ponerse en contacto conmigo, sería enviado directamente a la cárcel sin más preguntas. Después de la vista, lo retuvieron dentro de la sala durante quince minutos para darme tiempo a salir del juzgado sana y salva. Cuando salí, mi sobrino y su mujer me estaban esperando con mi hijo pequeño en el coche. Nos llevaron directamente al aeropuerto, donde mi hijo y yo dejamos la ciudad durante seis semanas.

Esas seis semanas fueron una escapada muy necesaria. Aproveché el tiempo para sentirme segura, rodeada de amor y comenzar el proceso de curación. Mi mente seguía confusa, pero la distancia me proporcionó un espacio para hacer el duelo sin la sombra constante del miedo planeando sobre mí. Estar lejos me permitió reflexionar sobre todo lo que había pasado y empezar a dar sentido a mis emociones. Fue un periodo de recuperación durante el cual pude centrarme en mí misma y empezar a curar las profundas heridas que me habían infligido.

Durante ese tiempo, volví a conectar con mi familia como no lo había hecho en más de treinta años. Me recibieron con los brazos abiertos y con amor incondicional, algo que no me había dado cuenta de cuánto necesitaba. Se sorprendieron al saber por lo que había pasado, sobre todo porque nunca antes había compartido nada con ellos. Mi familia siempre había pensado que era extraño que rara vez pasáramos tiempo juntos, pero no tenían ni idea de que la situación fuera tan grave. Por primera vez en décadas, me sentí realmente apoyada, y eso marcó la diferencia a la hora de empezar a curarme.

Cuando mi familia me preguntó por qué nunca había hablado de los abusos, yo también me lo cuestioné. ¿Por qué me lo había guardado todo durante tanto tiempo? En mi búsqueda de respuestas, me remonté a una sola noche, cuando tenía veinticuatro años. Por aquel entonces, mis padres y yo no nos hablábamos y vivíamos a más de mil kilómetros de distancia. De repente me di cuenta de que nuestro distanciamiento había sido el resultado de una manipulación orquestada por mi marido. Había urdido cuidadosamente la ruptura entre nosotros como parte de su plan para aislarme y controlarme y, por desgracia, había funcionado.

Aquella noche fue la peor de mi vida. Estábamos cuidando el perro de un amigo, y la distancia entre las casas era suficiente para que nadie pudiera oír lo que estaba a punto de ocurrir. Mi marido se enfureció sin más motivo que su necesidad de liberar su ira. La violencia y la tortura que siguieron fueron aterradoras. No dejaba de pensar: *soy humana, soy humana, sé que soy humana.*

El abuso duró horas. Era de madrugada y yo estaba agotada. Se me cerraban los ojos. No quería, pero me pesaban mucho los párpados. Me abofeteaba y me echaba agua a la cara para mantenerme despierta. Se sentía frustrado por mi falta de atención a su necesidad de que estuviera alerta. Pensaba que eso significaba que no me preocupaba por él o que no le quería.

Fue al armario y cogió una pistola cargada. La apuntó a mi cara, gritando amenazas e insultos. Se colocó detrás de mí, me rodeó firmemente el cuello con el brazo y me puso el frío cañón de la pistola en la sien. "¿Quieres morir esta noche?", me gritó al oído, escupiéndome en la cara. Me quedé callada. Estaba entumecida. Lo primero que pensé fue: "*¿Por qué no?*

En ese momento me sentí tranquila. Ya no gastaba mi energía y mis pensamientos en cómo detener el dolor, y mi mente estaba en paz. Por primera vez aquella noche pude pensar con claridad. Pensé: "*Si no muero esta noche, lo dejo*".

Al final se cansó y esperé ansiosa a que se durmiera. En cuanto me aseguré de que dormía, salí de casa sin hacer ruido y con lo que traía puesto. Eran las cuatro de la madrugada cuando me escapé. Sin ningún otro sitio adónde ir, me dirigí a un hotel de la zona. Me sentí completamente aislada, sin familia a la que llamar, ya que no nos hablábamos en ese momento. Mirando hacia atrás, me doy cuenta de que habrían aceptado mi llamada, pero en ese momento estaba en tal estado de confusión emocional que no podía pensar con claridad. Ni siquiera habría sabido qué decirles.

En mi estado de desorientación, decidí llamar a una amiga que también era mi vecina. No le conté ningún detalle sobre los malos tratos, sólo que mi marido y yo nos habíamos peleado. La razón por la que la llamé era simple: necesitaba que alguien supiera dónde estaba. La verdadera razón era sentir que aún existía como ser humano. Le dije que estaba en el hotel y que necesitaba tiempo para pensar, y le pedí que me viera al día siguiente. Le prometí que más tarde le daría más detalles, pero en aquel momento sólo necesitaba la seguridad de que alguien sabía que existía, aunque sólo fuera temporalmente.

Estaba dolorida y emocionalmente agotada. No pensaba con claridad. No tenía dinero ni nadie a quien acudir. *¿Debería subirme al auto y conducir? ¿Simplemente conducir y no mirar atrás? ¿Pero adónde iría? ¿Me escondería el resto de mi vida?* Todos estos pensamientos me daban miedo y no sabía qué hacer.

Abrí la ducha, dejé que se calentara el agua y me metí. Fue un momento de libertad, y estaba rebosante de agradecimiento por la relajación que me proporcionaban el calor del agua y el olor del jabón. Me sentí como si estuviera experimentando los placeres de la vida a través de una lupa. Era maravilloso. Sentía un cosquilleo en cada terminación nerviosa de la piel mientras deslizaba la toallita por los brazos, el cuello y la espalda.

Respiré hondo y agradecí la alegría de ese momento. Añadí más jabón a la toallita, inhalé lentamente y disfruté del olor a limón y jengibre. Era vibrante y refrescante. Bajé la mano para limpiarme la parte inferior del torso. Levanté la mano para enjuagarme y repetí la operación, y me sorprendió la visión del agua de color rosa que me corría por el brazo y el pecho al pasar el agua por la toallita. Pensé: *"Necesito dormir"*.

Me despertó bruscamente el teléfono de mi habitación de hotel. El miedo se apoderó de mí cuando contesté vacilante, sólo para oír al empleado del hotel al otro lado informándome de que mi tarjeta de crédito había sido rechazada. Me dijo que tenía que llevar otra forma de pago, y yo murmuré un "vale" antes de colgar. El pánico se apoderó de mí al darme cuenta de que no tenía otro medio de pago. Empecé a preocuparme: ¿cómo voy *a comprar gasolina? ¿Dónde viviré?* La incertidumbre de mi situación era abrumadora y me sentí totalmente atrapada.

Llamaron a la puerta mientras estaba sumida en esos pensamientos angustiosos. Suponiendo que era el recepcionista del hotel, abrí y me encontré con mi marido. Me había encontrado. El terror de aquel momento fue paralizante y, en ese instante, tomé una decisión que marcaría los años venideros. Decidí no volver a compartir información con nadie.

Aunque ahora me doy cuenta de que fue una decisión equivocada, en aquel momento me pareció la única forma de sobrevivir. En lugar de buscar ayuda, opté por adaptarme y aguantar en silencio, ocultando los abusos a todos los que me rodeaban.

¡Auxilio! ¡Auxilio! ¡Socorro! Mi Barco naufragó

Durante las tres décadas siguientes, permanecí confinada entre las paredes de mi barco, canalizando toda mi energía en adaptarme, aprender y sobrevivir en un entorno que había sido moldeado durante años de miedo y control. En cierto modo, encontré un extraño consuelo en esta rutina, ya que me permitía centrarme únicamente en la supervivencia sin la carga de la esperanza o los sueños. Ya no deseaba ni imaginaba una vida mejor, sino que aceptaba la realidad en la que vivía, creyendo que soportarla era lo mejor que podía hacer.

Reflexionando sobre ese periodo de mi vida, puedo ver ahora lo profundamente arraigada que estaba en una mentalidad de víctima. Entonces no me daba cuenta, pero había interiorizado por completo la creencia de que era impotente, de que mi vida estaba dictada por circunstancias que escapaban a mi control. Todos los días me despertaba sintiéndome a merced de todo y de todos los que me rodeaban. Me convencí de que no tenía más remedio que soportar el dolor, el miedo y la vergüenza porque esa era mi realidad. Estaba siempre al límite, preparándome para el siguiente estallido, ya fuera físico o emocional. Creía que la única forma de sobrevivir era adaptarme y esconderme tras una fachada que decía al mundo que estaba bien cuando, la realidad, era cualquier cosa menos eso.

Ahora veo cómo esa mentalidad me robó tantas cosas. Me mantenía atrapada en un ciclo de autoinculpación y duda, en el que creía que, si podía ser mejor o más comprensiva, tal vez las cosas cambiarían. Pero, en el fondo, sabía que nada de lo que hiciera podría mejorar las cosas, y darme cuenta de ello no hacía más que alimentar mi sensación de desesperanza. Dejé de soñar, dejé de creer que merecía algo más que la vida que llevaba. Me convertí en pasajera de mi propia vida, dejando que otros dictaran el rumbo porque no creía tener el derecho o la fuerza para tomar el timón. La idea de pasar a la acción, de defenderme, me parecía imposible, como si estuviera fuera de mi alcance.

Lo que no entendía entonces era cuánto poder estaba cediendo al aferrarme a esa mentalidad. Dejé que mis miedos e inseguridades me definieran, condicionaran mis decisiones y limitaran mi potencial. Me centré tanto en lo que me hacían que perdí de vista lo que podía hacer por mí misma. No vi la fuerza que había en mí, la resistencia que me había mantenido en pie todo ese tiempo. En su lugar, sólo veía mis debilidades, mis fracasos y las cosas que no podía cambiar. Dejé que la narrativa de la víctima se apoderara de mí y, al hacerlo, permití que dictara los términos de mi vida, haciendo más difícil liberarme del ciclo de abusos y dudas sobre mí misma.

Cuando nace un niño, entra en el mundo como un ser único y hermoso, rebosante de un potencial ilimitado y una mente abierta. Están llenos de asombro, aceptación y amor, deseosos de explorar el mundo que les rodea. Para muchos niños, la hora de dormir es un momento mágico lleno de historias de bosques encantados, mariposas y orugas, un mundo donde la imaginación no tiene límites y todo parece posible. En estos primeros años, sus mentes son libres para soñar y descubrir, libres de las limitaciones del mundo.

Sin embargo, a medida que pasamos de la primera infancia a la edad adulta, esta sensación de potencial ilimitado y de asombro suele desvanecerse. La imaginación sin límites de la juventud se ve eclipsada por las experiencias, los juicios y los límites impuestos por la sociedad. Poco a poco, la inocencia y la apertura de la infancia son sustituidas por el peso de las expectativas y las opiniones de los demás. Empezamos a ver el mundo a través de las lentes de quienes nos rodean, adoptando sus miedos, prejuicios y restricciones como propios, a menudo sin darnos cuenta.

Como resultado, muchas de nosotras nos sumimos en un sueño no muy reparador cada noche, con la mente llena de opiniones negativas, preocupaciones y miedos heredados. Llevamos con nosotras las emociones y experiencias no sanadas de las personas que nos rodean, que dan forma a nuestros pensamientos y limitan nuestro potencial. La magia y la maravilla de la infancia parecen lejanas, sustituidas por las complejidades y ansiedades de la vida adulta. De este modo, perdemos el contacto con las posibilidades ilimitadas que antes parecían tan naturales, olvidando que el mundo sigue estando lleno de maravillas si nos permitimos verlas.

Si te encuentras en un estado perpetuo de tormenta, piensa en tus experiencias y en cómo te han moldeado como persona: tus hábitos y tus comportamientos. Mira más atrás de lo que crees. Ahí es donde están las respuestas.

¿Y si pudieras cambiar tu respuesta a un acontecimiento o experiencia de tu pasado? ¿Cuál es esa experiencia? ¿Cómo responderías de forma diferente? ¿Cómo habría cambiado tu vida y la de las personas que te rodean?

Si pudiera retroceder en el tiempo y cambiar mi respuesta a una sola experiencia de mi vida, volvería a la tormenta de verano. Seguiría acurrucada en mi cama, sintiéndome enferma, rota y dañada por dentro. Me habrían arrebatado la virginidad por la fuerza. Seguiría siendo una cáscara de mí misma, y me habría unido a la cena familiar, mientras me atragantaba con la comida. Lo que habría hecho de otro modo es hablar en privado con mi madre sobre lo ocurrido lo antes posible.

Toda mi vida habría sido muy diferente. Estaba permitiendo que el miedo controlara mis decisiones, y el precio que pagué fue mucho más caro que las lágrimas que mi madre y yo hubiéramos llorado juntas en lugar de asumir los daños de mi barco e ignorarlo. Como capitán de mi barco, era responsable de tomar medidas.

Me equivoqué al pensar que controlaba mi vida siguiendo las amenazas, adaptándome y sobreviviendo. La verdad es que, a partir de ese momento, la vida me controlaba a mí. Mis acciones y comportamientos eran respuestas a fuerzas externas. Me dirigía directamente hacia todas las tormentas en mar abierto. No podía imaginar una tierra nueva y hermosa. Ni siquiera la buscaba porque me centraba en el miedo y en intentar sobrevivir con el menor sufrimiento posible. Creé comportamientos de ajuste y adaptación para sobrevivir, no para vivir.

Ahora, tómate un momento y avanza cinco años hacia el futuro. Basándote en tus comportamientos y acciones en tu vida actual, ¿hay algo que desearías haber hecho de otra manera? ¿Crees que te arrepentirás?

¿Hay alguna acción, forma de pensar o comportamiento que crees que puedes o debes cambiar hoy?

Obviamente, no puedes retroceder en el tiempo, pero puedes hacer cambios que afectarán al resto de tu vida. Es tu elección. Siempre ha sido tu elección.

Si tu barco ha estado navegando perdido en el mar por culpa de miedos, creencias y fallos catastróficos a la hora de abordar la raíz del daño, es hora de cambiar de rumbo.

A mí me ayudó poder entender, a nivel científico, por qué estos comportamientos asolaban mi vida. En el próximo capítulo, te daré los conocimientos necesarios para comprender, aceptar y comprometerte a afrontar los nuevos miedos que se te presenten comprendiendo su origen y abordándolos desde una perspectiva diferente.

Capítulo 5: La fuerza invisible

*"Hasta que no hagas consciente lo inconsciente,
dirigirá tu vida y lo llamarás destino".*

- Carl Jung

La mente consciente y la subconsciente son elementos clave en la formación de nuestros pensamientos, comportamientos y experiencias. La mente consciente, la parte de nuestra conciencia con la que interactuamos activamente, es la que nos permite tomar decisiones, resolver problemas y pensar de forma lógica. Es la parte de nuestra mente que nos permite navegar por el mundo con intención, centrándonos en lo que tenemos delante. Aunque es una pequeña fracción de nuestros procesos mentales, esta mente consciente es la sede de nuestro poder, de nuestra capacidad de elegir y tomar decisiones.

Bajo la superficie yace la mente subconsciente, una fuerza invisible, vasta y poderosa que influye en nuestras creencias, emociones y comportamientos; a menudo sin que seamos conscientes de ello. La mente subconsciente almacena todas nuestras experiencias pasadas, recuerdos y comportamientos aprendidos. Es la sede de nuestras respuestas automáticas y hábitos arraigados, y funciona como una inmensa base de datos que nos guía en función de lo que hemos interiorizado a lo largo del tiempo.

Mientras que la mente consciente es activa y deliberada, la mente subconsciente es más pasiva, pero tiene un profundo impacto en nuestras vidas. Puede llevarnos a actuar de determinadas maneras sin que nos demos cuenta, sobre todo en situaciones que desencadenan miedos o ansiedades profundamente arraigados. Los traumas y las experiencias negativas del pasado se almacenan en nuestro subconsciente y más tarde se revelan como miedos o fobias irracionales que influyen en nuestras acciones y decisiones.

Los miedos que surgen del subconsciente a menudo no son comprendidos ni controlados por la mente consciente. Estos miedos suelen proceder de experiencias infantiles, condicionamientos sociales o cicatrices emocionales no resueltas. Aunque reconozcamos conscientemente que un miedo es irracional, la mente subconsciente puede seguir ejerciendo su influencia, dificultando la superación de estos temores. El lenguaje del subconsciente son las emociones.

Comprender la interacción entre las mentes consciente y subconsciente no sólo es interesante, sino crucial para el crecimiento personal y la superación de los miedos. Al tomar conciencia de cómo influye el subconsciente en nuestras vidas, podemos empezar a abordar y reprogramar los patrones que ya no nos sirven. La atención plena, la terapia y la autorreflexión pueden ayudar a hacer conscientes los miedos subconscientes, permitiéndonos afrontarlos y transformarlos. Mi experiencia me ha enseñado que si reconoces la emoción específica que va unida al miedo, puedes abordarlo conscientemente, reducirlo y, en muchos casos, eliminarlo. Este reconocimiento es el primer paso hacia el empoderamiento y la transformación personal.

¿Has estado alguna vez en el trabajo, estresada, con la sensación de que nunca acabarás todo el trabajo al final del día? La ansiedad se ha apoderado de ti, te sientes abrumada y el estómago se te revuelve. Ahora tienes un dolor de cabeza tensional, tus músculos se tensan, es otro día estresante en la oficina. La verdad es que sabes que no te van a despedir, pero de todos modos respondes con este miedo abrumador al fracaso.

La mayoría de nosotras hemos experimentado algo parecido en nuestras vidas. Puedes sobrellevar el día, las semanas o los años con técnicas de relajación, respiración profunda y meditación. Son estrategias de afrontamiento que no resuelven el problema. Lo más probable es que vuelvas a sentir lo mismo una y otra vez. Si en tu vida te ocurre algo parecido con regularidad, te beneficiará profundizar en tu miedo emocional. Te estás dejando llevar por el miedo, pero ¿a qué tienes miedo exactamente? Profundiza y descubre la emoción específica para encontrar la causa raíz.

Es probable que tengas miedo de que tus compañeros o tu jefe te vean como una perdedora, débil o estúpida. Pregúntate: "¿Por qué creo que soy una perdedora?". O rellena los espacios en blanco. ¿Alguien o algo te ha hecho sentir así?

Remóntate a la primera vez que recuerdes haber sentido esa emoción concreta. Entra en una zona sin juicios y sé sincera contigo misma. Descubrir la raíz de estos miedos y las **emociones que** los acompañan es crucial para eliminar estos bloqueos y, en última instancia, vivir una vida feliz y plena.

El miedo es una valiosa función del subconsciente con la que nacemos. Su finalidad es protegernos y mantenernos vivas. Queremos conservar este miedo natural.

Los miedos que debemos abordar son los que se han incrustado en nuestro subconsciente a causa de acontecimientos negativos, críticas y opiniones equivocadas de personas de nuestra vida. Estos miedos nos cambian y nos alejan de nuestro verdadero yo. Pueden causar estragos en nuestras vidas y relaciones, creando hábitos que no nos sirven.

La buena noticia es que una vez que tomas conciencia de los pensamientos, emociones y experiencias que ya no te sirven, puedes abordarlos y hacer un cambio. Cultivar un mayor nivel de conciencia es crucial. Nos permite navegar conscientemente por nuestro paisaje emocional y tomar decisiones que se alineen con nuestros verdaderos deseos y valores.

Debemos responsabilizarnos plenamente de nuestro bienestar emocional para alcanzar la paz interior y la libertad. Es fácil caer en la trampa de culpar a los demás o a las circunstancias externas por cómo nos sentimos o cómo se desarrolla nuestra vida, pero esta mentalidad sólo perpetúa un ciclo de impotencia.

La verdadera libertad llega cuando nos damos cuenta de que podemos elegir nuestras respuestas a los acontecimientos de la vida. Al hacernos cargo de nuestro pasado, nos capacitamos para crear la vida que queremos en lugar de ser víctimas de las circunstancias. Esto significa reconocer que nuestra paz interior es nuestra responsabilidad y que está bajo nuestro control alimentarla y protegerla.

Estoy segura de que a través de las historias que he compartido contigo sobre mi vida, sería fácil querer culpar a mi exnovio o exmarido de todo el dolor emocional que soporté. Entiendo si es así como te sientes, porque eso es exactamente lo que hice durante décadas.

Cuando alguien te viola o te muestra quién es, debes creerle. Es esencial que te preguntes si la forma en que te están tratando te conviene, y si no es así, tienes que tomar una decisión y actuar. Yo no lo hice, y pagué un enorme rescate por mi propia vida. La inacción sigue siendo una acción y una elección.

Podemos apoyar, comprender y amar a los demás, pero no podemos cambiarlos.

Es nuestra responsabilidad reconocer nuestro poder y decidir si nos quedamos o nos vamos cuando nos maltratan. La elección es nuestra, y debemos elegir sabiamente porque nuestra vida está en juego.

Cuando cambié de perspectiva, fue liberador. Me permitió dejar de centrarme en lo que mi exnovio y mi exmarido deberían haber hecho de otra manera y, en su lugar, centrar mi atención en lo que yo podría haber hecho para cambiar la dirección y las experiencias de mi vida.

No se trata de restarle importancia a sus acciones o negar el daño que causaron, sino de reclamar tu poder y asumir la responsabilidad de tu propia felicidad.

No se trata de convertir a las personas o las experiencias en los villanos de mi historia, sino de reconocer que, como todas nosotras, ellos también están luchando. Aunque la compasión por las luchas y los problemas de otras personas es importante, no disminuye la necesidad de dar prioridad a mi propio bienestar y dar los pasos necesarios para construir una vida libre de dolor y miedo.

Una vez que comprendí por qué había tomado las decisiones que tomé en el pasado y acepté que no había tomado las medidas necesarias, pude perdonarme a mí misma. Entonces pude perdonar y liberar las emociones negativas que albergaba hacia mi exnovio y mi exmarido.

He encontrado la paz sabiendo que he recuperado mi poder y he elegido vivir una vida acorde con mis valores. Tardé mucho tiempo en darme cuenta de que nunca fue mi responsabilidad intentar cambiar o arreglar los problemas de los demás.

He adquirido conocimientos y sabiduría de mi pasado y he crecido y evolucionado con una comprensión más profunda de la vida, de las personas y las relaciones. He dejado atrás el dolor.

Aceptar tus circunstancias tal y como son, sin resistencia ni negación, te libera de la confusión mental y emocional que supone desear que las cosas fueran diferentes. Esta aceptación no significa complacencia, sino más bien un reconocimiento pacífico del presente, que te permite canalizar tu energía para crear el futuro que deseas.

Asumir la responsabilidad de tu vida también significa ser proactiva respecto al cambio. No basta con desear una vida mejor, hay que actuar deliberadamente para conseguirlo. Esto implica concentrar tu energía y atención en tus objetivos y agradecer las oportunidades que se te presenten.

Capítulo 6: Revela tu fuerza

"Los débiles nunca pueden perdonar. El perdón es atributo de los fuertes".

- Mahatma Gandhi

Alcanzar la paz interior requiere la práctica del perdón, tanto hacia los demás como hacia uno mismo. Empieza por identificar situaciones o relaciones concretas en las que mantienes sentimientos negativos. Reflexiona sobre cuánto poder concedes a estas circunstancias o personas externas y cuánto permites que perturben tu paz interior. Reconoce que aferrarte al resentimiento no hace más que perjudicarte a ti misma. En su lugar, practica el autoperdón por cualquier defecto o miedo percibido que alimente tu resentimiento. Acéptate plenamente a ti misma y a tus acciones pasadas y toma la decisión consciente de dejar ir las emociones negativas que te están frenando.

Perdonar a quienes te han hecho daño es esencial para alcanzar la paz interior. Comprende que las acciones hirientes de los demás a menudo provienen de *su* dolor y elige responder con compasión en lugar de resentimiento. Este cambio de perspectiva te permite liberarte de las situaciones o personas que te afectan emocionalmente. Al abrazar el perdón, fortaleces tu paz interior, creando un espacio dentro de ti que no puede ser sacudido por acontecimientos o individuos externos. Recuerda que tu mundo interior es sagrado y que sólo tú tienes el poder de protegerlo.

Al practicar el perdón, recuperas tu poder personal. Tu viaje hacia la paz interior puede servir como un poderoso ejemplo para los demás, inspirándoles a abrazar el perdón en sus propias vidas. Utiliza la calma y la armonía que cultivas en tu interior como modelo para fomentar más comprensión y compasión en tu vida y tus relaciones. Recuerda que la clave está en lo que está bajo tu control: tus pensamientos, emociones y acciones. Centrándote en ellos, puedes transformar tu vida y ayudar a crear un efecto dominó de paz y positividad en el mundo que te rodea.

Tal vez recuerdes que en la introducción de este libro dije que, por muy positiva que intentara ser, siempre me acechaba un miedo o una tristeza profundamente arraigados que moldeaban silenciosamente mi vida de formas que no podía comprender del todo. Esta fuerza oculta, aunque invisible, era increíblemente poderosa. Me robaba el tiempo, la felicidad y el amor, y me privaba de la alegría. Entonces no me daba cuenta, pero no me había perdonado a mí misma ni a los cocreadores de mis experiencias negativas pasadas. Pensaba que mi aceptación de los hechos ocurridos era suficiente. Pero no lo era. Necesitaba aceptar, perdonar y liberar la emoción negativa ligada al acontecimiento. Fue entonces cuando encontré la verdadera libertad.

Encontrar la paz interior requiere fuerza y valor, pero diré sin sombra de duda que merece la pena al cien por cien. Durante mucho tiempo, el dolor que sentía me consumía, eclipsando cualquier sensación de paz. Mi camino hacia la curación comenzó cuando comprendí que el perdón no consistía en excusar el comportamiento de otra persona ni en disminuir el impacto que había tenido en mi vida; consistía en liberarme de las cadenas de la vergüenza y el bochorno que me mantenían atada al pasado.

El perdón se convirtió en un acto de reivindicación de mi vida, una elección consciente de no dejar que las acciones de los demás me definieran a mí o a mi futuro. No sucedió de la noche a la mañana, y no fue fácil. Había días en los que los recuerdos resurgían y el dolor volvía a sentirse fresco. Pero con cada paso, aprendí a separar a la persona del daño, reconociendo que el perdón tenía más que ver con mi propia curación que con la de los demás. Era una forma de liberarme del pasado y abrir espacio en mi corazón para la paz y la compasión, sobre todo hacia mí misma.

Al abrazar el perdón, empecé a encontrar una sensación de paz interior que me había eludido durante tanto tiempo. No significaba olvidar o descartar lo sucedido, sino que me permitía avanzar sin que el peso de la amargura me frenara. Perdonar era una forma de decir que me negaba a dejar que el dolor siguiera definiendo mi vida. Era una declaración de mi fuerza y resistencia, un compromiso de vivir una vida enraizada en la paz y no en las sombras del pasado. Al elegir el perdón, encontré la libertad para abrazar plenamente el presente y el valor para adentrarme en un futuro lleno de esperanza y posibilidades. Este momento fue para mí el punto de inflexión que marcó la diferencia. Todos los pensamientos negativos desaparecieron. Me centré en mi futuro y no en mi pasado.

Aquello en lo que nos centramos es como una brújula que guía nuestra dirección en la vida. Nuestros pensamientos y nuestra atención moldean nuestras acciones, nuestras decisiones y nuestro camino. Cuando nos concentramos en lo que queremos conseguir y en la persona en la que aspiramos a convertirnos, alineamos nuestros esfuerzos con esos objetivos, avanzando constantemente hacia ellos. Este enfoque actúa como una fuerza poderosa que influye en nuestros hábitos, actitudes y elecciones diarias, que en conjunto determinan nuestro éxito.

Además, al dedicarnos al crecimiento personal y la superación personal, reforzamos nuestra capacidad para sortear los retos y aprovechar las oportunidades. Trabajar más en nosotras mismas que en cualquier otra cosa significa invertir en nuestras habilidades, mentalidad y bienestar, asegurándonos de que evolucionamos y nos adaptamos constantemente. Este autodesarrollo continuo no sólo aumenta nuestra capacidad para alcanzar nuestros objetivos, sino que también nos transforma en la persona que necesitamos ser para conseguirlos.

La gratitud es una fuerza poderosa y puede cambiar tu perspectiva, ayudándote a ver posibilidades donde otros ven obstáculos. Cuando combinas esta mentalidad proactiva con un profundo sentido de la responsabilidad por tu propia felicidad, te conviertes en el arquitecto de tu destino, dando forma a una vida que refleja tus objetivos y valores; y tu verdadero yo.

En última instancia, el poder de vivir una vida plena y con sentido reside en ti. Puedes alinear tu vida con tu máximo potencial elevando tu conciencia, tomando el control de tu paz interior y centrándote en lo que realmente quieres. Esto requiere valentía, autoconciencia y un compromiso inquebrantable con tu bienestar. Pero a medida que adoptes estos principios, descubrirás que la vida es más rica, tiene más sentido y es más satisfactoria. Tú creas tu propia felicidad, y con ese poder viene la libertad de vivir la vida que siempre has imaginado.

Si descubres que no estás viviendo la vida que deseas, es probable que tu perspectiva sea tu mayor limitación. Una perspectiva negativa o limitadora puede actuar como una prisión, confinándote a una vida que no alcanza tu verdadero potencial. Sin embargo, al cambiar a una "perspectiva de poder", se abren nuevas posibilidades. Esta perspectiva de poder se basa en la creencia de que, aunque no sepas cómo alcanzar tus objetivos, estás comprometida con el viaje y encontrarás la forma de conseguirlo pase lo que pase. Esta mentalidad convierte los obstáculos en oportunidades y los fracasos en experiencias de aprendizaje. Al adoptar esta perspectiva, te liberas de las limitaciones de la duda y el miedo, permitiéndote avanzar con confianza y determinación.

Todo cambio significativo empieza desde dentro. El primer paso hacia la transformación es ser completamente honesta con una misma: reconocer la situación actual, reconocer los deseos y enfrentarse a los obstáculos que nos han frenado. Sin este autoconocimiento, es imposible trazar un camino hacia adelante. Si no tomas la iniciativa de crear un plan para tu propia vida, corres el riesgo de convertirte en pasajera de otra persona, cumpliendo sus objetivos en lugar de los tuyos. Esta honestidad es la base del crecimiento personal; es el momento en que dejas de vivir por defecto y empiezas a vivir por diseño.

Dominar tu mente y tu actitud es la habilidad más crucial en este proceso de cambio. Tus pensamientos y creencias conforman tu realidad: cómo percibes los retos, cómo respondes a los contratiempos y cómo persigues tus objetivos. Si permites que dominen los pensamientos negativos y las dudas sobre ti misma, creas un entorno mental que limita tu potencial. Esto se aplica a todos los ámbitos de la vida.

En cambio, si cultivas una mentalidad positiva y empoderada, desbloquearás la capacidad de superar obstáculos y alcanzar tus aspiraciones. Este dominio mental implica disciplina diaria, entrenar la mente para que se centre en las posibilidades y no en las limitaciones, y elegir la resiliencia frente a la derrota.

En última instancia, confiar en tu visión y actuar con coherencia son las claves para convertir este cambio interno en una realidad externa. Tu visión y tus objetivos actúan como una brújula que guía tus decisiones y acciones. Confiar y creer en tu capacidad para alcanzarlos, incluso cuando el camino por delante no está claro, es vital. Se trata de tener fe en tu capacidad de recuperación y tu ingenio. Pero la visión por sí sola no basta; debe ir acompañada de la acción. Por pequeño que sea, cada paso que des te acercará a la vida que deseas. Trabajando continuamente en ti misma, manteniendo una actitud positiva y actuando con decisión, conviertes tus sueños en realidad y transformas tu vida de lo que es a lo que puede ser.

Ahora tienes el conocimiento y la sabiduría necesarios para adentrarte en la nueva tierra. Una vez que explores y descubras la nueva tierra, vivir en este nuevo entorno será tu elección. Elige sabiamente. La elección que hagas determinará tu futuro.

Capítulo 7: Recuperar la alegría

"La vida es como un amanecer; sin algunas nubes, puede que no veas su verdadera belleza".

- Pamela Starusta

Al pisar esta nueva tierra, comienza el descubrimiento de tu verdadero yo.

Cuando llegué a este punto de mi vida, sentí una profunda gratitud. La vida aparecía magnificada de formas que nunca había esperado. Era como si me hubieran dado una segunda oportunidad de ver el mundo y a mí misma con aceptación, aprecio y amor.

Cada día me parecía un regalo precioso y empecé a vivir con una abrumadora sensación de alegría y gratitud, saboreando los pequeños momentos que antes pasaba por alto. Abracé la plenitud de la vida, con todas sus imperfecciones.

Cuando cayeron los muros que había construido a mi alrededor, mi vida se llenó de alegría y autenticidad. Con mi nueva libertad, por fin pude ser la hija, hermana, madre y amiga que siempre había querido ser.

Por primera vez en décadas, me sentí libre para ser yo misma, viviendo en un mundo en el que cada día no era un día más, sino un día extra, una oportunidad para vivir, reír y amar.

Cuando me reencontré con mi familia, todos dijeron lo mismo: no podían creer que hubiera resurgido como la misma persona que era treinta años antes. Mi padre dijo: "Por fin he recuperado a mi preciosa, cariñosa y amable hija. Pensé que te habíamos perdido para siempre". El recuerdo de mi padre haciendo esa declaración todavía me hace llorar de alegría.

Es verdad. Mi verdadero yo nunca se perdió. Sentí que podía retomar mi vida justo donde se había desviado. Estoy agradecida por ello.

Ahora es tu momento de pisar esta nueva tierra; comienza el descubrimiento de tu verdadero yo.

Te invito a que tomes mi mano durante el resto de este capítulo y me permitas caminar a tu lado, guiándote a través de la experiencia de la autoaceptación y la visión gozosa de una vida positiva y con sentido. Mientras vislumbras esta posibilidad, recuerda que es tu decisión dar los pasos necesarios para hacerla realidad. Tú tienes el poder, y yo estoy aquí a tu lado, apoyándote y animándote con amor. Cuando estés preparada, sigue leyendo.

Te invade una sensación de bienestar que no habías experimentado en años. La serenidad y la paz de este lugar resuenan en ti como si ya hubieras estado aquí antes.

De tu corazón emana una calidez, un sentimiento de amor, compasión y aceptación que llena todo tu ser. Estás rebosante de emociones y tu corazón se siente cálido y agradecido. Respiras profundamente, te sumerges en este entorno tranquilo, exhalas y empiezas a explorar y descubrir.

Das unos pasos más y te fijas en un gran árbol con una luz que lo ilumina. Al acercarte, ves un gran espejo con un hermoso marco ornamentado. Te miras en el espejo y ves a una bellísima persona. Esta persona te atrae profundamente. Miras más allá de cualquier defecto o imperfección y sientes una profunda sensación de amor, comprensión y compasión. Tu corazón se siente cálido y rebosante de gratitud y aceptación. Te sientes agradecida, muy agradecida, por este momento y este sentimiento.

Tienes curiosidad por descubrir las sorprendentes cualidades que hacen que este reflejo sea de una belleza única. Te fijas en la hermosa luz que brilla, así como en las sombras del árbol. La combinación de la luz brillante con el contraste de las sombras hace que la imagen sea magnífica. Auténtica, simplemente majestuosa. Sientes que crece en tu interior un amor, una aceptación y la necesidad de compartir el resto de tu vida con este reflejo imperfectamente perfecto.

La sensación es embriagadora. Te atrae. Se siente seguro y cariñoso, sin juicios, sólo aceptación y positividad. Esta persona irradia una fuerza que aporta confianza, amor propio y paz interior. Sabes que es merecedora de las bendiciones de la vida y sientes su amor y bondad desbordándose dentro de ti. Notas algunas cicatrices y arrugas en el entrecejo, pero en tu corazón sientes que estos rasgos magnifican su belleza. Son bellos, naturales y pintorescos, pero no son una foto. No son una imagen plana tomada por otro. Esta persona es auténtica y real.

Se mete la mano en el bolsillo trasero y saca el mapa del tesoro que recuperó de la bodega de carga de su barco. Lo desempolvas, lo abres y empiezas a caminar. Te sientes tranquila y preparada. Avanzas a paso lento, constante y seguro.

Llegas a una zona abierta. Ves dos caminos despejados, que parecen haber sido transitados antes por otras personas. La hierba está desgastada y puedes ver secciones de tierra por el uso. El mapa indica tres caminos, pero tú sólo ves dos. Avanzas en la dirección que te indica el mapa. Ves una abertura muy pequeña entre los árboles. La vegetación es densa y hay mucha maleza, como si este camino hubiera sido abandonado hace décadas.

Puedes imaginar el camino y crees que tienes la fuerza, la resistencia y los recursos para seguir adelante. Tienes fe en tu capacidad para recorrer este camino abandonado. Te das cuenta de que puede que tengas que ir más allá de tus límites, pero estás entusiasmada y decides seguir adelante.

Al principio de tu viaje, te mueves despacio, cortando pesadas enredaderas y maleza, sin dejar de avanzar. Sabes que cada paso que das, por pequeño que sea, te acerca a tu destino. Esta vez es diferente porque es para ti.

Llegas a una cascada y te sientas en una gran roca, sintiendo el fresco rocío acariciarte suavemente la cara. El agua cae en cascada en una danza hipnotizadora, con un rugido rítmico potente y relajante a la vez. A tu alrededor, la exuberante vegetación del bosque se yergue, vibrante de vida. Los árboles, con sus hojas brillantes de rocío, forman un dosel natural que filtra la luz del sol en suaves rayos dorados. El aire está impregnado del aroma de la tierra húmeda y las flores silvestres, una fragancia que vigoriza los sentidos y aporta una profunda sensación de calma.

Sentada allí, te das cuenta de la delicada interacción de la naturaleza. Pequeños pájaros se posan en las ramas y sus gorjeos añaden melodía a la sinfonía de la cascada. La superficie lisa de la roca que está debajo de ti está caliente por los rayos del sol y te conecta con la energía de la tierra. Cerca, una suave brisa agita las hojas. El momento parece atemporal, como si tu vida se hubiera detenido para permitirte abrazar este hermoso instante.

Cuando apoyas la cabeza en un mullido trozo de musgo que crece entre dos rocas, ves una gran llave con un pequeño pergamino. Recoges la llave de bronce, abres el pergamino y lees *Si Vis Pacem, Para Bellum*. Sientes curiosidad y ansias por comprender el significado de este descubrimiento. Te pones la llave de bronce en el pecho, directamente sobre el corazón, y te quedas profundamente dormida.

Mientras sueñas, te encuentras en un lugar que parece brillar con una luz asombrosa. Te encuentras en un pueblo precioso que no se parece a nada que hayas visto antes. El aire es fresco, los colores del paisaje son vibrantes y una sensación de paz impregna todo a tu alrededor. Mientras atraviesas el arco de entrada al pueblo, miras hacia arriba y ves la inscripción en lo alto del arco: *Si Vis Pacem, Para Bellum. Al igual que el pergamino*, piensas para tus adentros.

Sigues explorando este encantador lugar, caminando por una calle empedrada bordeada de pintorescas casas y jardines rebosantes de flores. Ves a una persona caminando cerca y te acercas a ella.

"Disculpe". Y le preguntas: "¿Dónde estoy y, si no le importa que le pregunte, qué significa la inscripción del arco?".

La persona sonríe cálidamente y responde: "Estás en el bello mundo de tu realidad, y el dicho es un axioma latino que significa: *Si quieres la paz, prepárate para la guerra*".

Intrigada, preguntas: "¿Qué hace que este lugar sea tan hermoso?".

Con una suave carcajada, te responde: "Aquí, todos empezamos cada día con un profundo sentimiento de gratitud. Pasamos los días apreciando la belleza que nos rodea y, lo que es más importante, nos aceptamos y nos amamos plenamente. El amor propio es la base de este lugar".

Te das cuenta de que no hay muros en el pueblo. Se lo comentas a la persona diciendo: "Me he dado cuenta de que aquí no hay muros".

Asiente y dice: "No necesitamos muros. El miedo ha intentado venir aquí, pero no puede sobrevivir porque todos nosotros estamos llenos de paz interior y amor. El amor tiene poder sobre el miedo. Nos tratamos con amabilidad y compasión. Todos somos muy diferentes, pero lo único que nos une es nuestro respeto y amor por nosotros mismos, por los demás y por el mundo en que vivimos".

De pie, sientes una abrumadora sensación de paz y pertenencia. Esta aldea es un lugar donde el amor y el respeto no son sólo ideales, sino el tejido mismo de la vida. Es un mundo donde todos se valoran a sí mismos y a los demás, donde el poder del amor crea una realidad libre de miedos y juicios. Mientras contemplas la belleza de este lugar mágico, te preguntas si este sueño te está mostrando un camino para crear un lugar similar en tu vida despierta.

Al despertar, reflexionas sobre tu sueño y sobre el dicho: *"Si quieres la paz, prepárate para la guerra"*, y te das cuenta de la profunda resonancia que tiene en tu camino hacia el bienestar personal. Has llegado a comprender que alcanzar la paz interior no consiste en evitar los retos o fingir que las amenazas no existen, sino en estar preparada para afrontar cualquier desafío que se te presente. No se trata sólo de seguridad física, sino también de fortalecer el corazón y la mente. Hay que desarrollar la resiliencia, establecer límites y dotarse de las herramientas necesarias para proteger la salud emocional y mental. Si estás preparada para defender tu paz —ya sea de peligros externos o de luchas internas— puedes crear un espacio en el que te sientas segura, protegida y en control. Esta preparación no es una señal de miedo, sino una declaración de tu compromiso contigo misma, que te garantiza que no te tomará desprevenida cuando la vida te plantee sus inevitables desafíos.

Abres los ojos. Al incorporarte, el paisaje que te rodea se va enfocando poco a poco, y ahí está: un cofre del tesoro justo delante de ti. Por un momento, te quedas mirándolo, con la mente intentando comprender lo que ven tus ojos. El cofre es antiguo, de madera oscura y desgastada, atado con refuerzos de hierro que brillan con la luz que se filtra entre los árboles. Tu corazón empieza a latir más deprisa con una mezcla de emoción e incredulidad que te invade. Te preguntas cuánto tiempo lleva aquí, escondido del mundo, esperando a que alguien como tú lo encuentre. La idea te produce un escalofrío. Extiendes la mano y tus dedos rozan la superficie rugosa de la madera, sintiendo los surcos de las tallas que la cubren, patrones intrincados que parecen contar una historia por sí mismos.

Respiras hondo, preparándote para lo que viene a continuación. Utilizas la llave para abrir el cofre. Al levantarle con cuidado la tapa, el contenido brilla con misterio y significado. Lo primero que te llama la atención es un montón de diamantes radiantes, cuyas facetas reflejan la luz en un deslumbrante despliegue de brillo, simbolizando la riqueza y el valor de la fuerza interior. Junto a ellos descansa una botella de aceite de oliva, cuyo brillo dorado representa el alimento y la esencia de la vida.

Junto al aceite de oliva hay una botella de vino tinto, que simboliza la celebración, la conexión y la alegría de las experiencias compartidas. Esparcidas entre estos tesoros hay un número ilimitado de semillas, cada una con la promesa de crecimiento y nuevos comienzos. Las semillas significan que la vida puede florecer cuando se cultiva con cuidado. Por último, encuentras un espejo cuya superficie pulida te invita a contemplar tu reflejo. Este espejo es más que un simple cristal: simboliza el conocimiento de ti misma y el viaje hacia el autodescubrimiento, recordándote que tu mayor tesoro está en tu interior.

Lo celebras con una sonrisa de agradecimiento por el descubrimiento de este tesoro. Tu agradecimiento se ve magnificado por las luchas que has soportado para llegar a este momento. Te das cuenta de que estos regalos te recuerdan lo que te ha costado llegar hasta aquí.

Los diamantes que brillan como tu tesoro se crearon por *presión*. El precioso aceite de oliva se extrae después de *prensar* las aceitunas; el vino sólo existe después de *estrujar* las uvas. Las semillas *crecen en la oscuridad y en la luz*. El espejo es vital para mantenerte siempre fiel a ti misma.

Recoges tu tesoro y caminas hasta encontrar un terreno abierto al otro lado de un valle, donde el paisaje se despliega en un panorama impresionante. De pie, te invade una profunda sensación de calma y plenitud, como si el paisaje te diera la bienvenida y te abrazara con su serenidad. La inmensidad de la tierra abierta te hace sentir a la vez pequeña y, al mismo tiempo, sin límites. Es un momento de pura conexión entre una misma y el mundo. Todas las preocupaciones e inquietudes que antes te agobiaban pasan a un segundo plano. La belleza de este lugar, combinada con el significado de lo que has encontrado, te llena de una tranquila alegría, una sensación de propósito que no habías sentido en mucho tiempo. Con su cielo abierto y su horizonte infinito, este pedazo de tierra parece el lugar perfecto para reflexionar, respirar y ser.

Decides que en lugar de construir muros hechos de ladrillos de dolor, vergüenza y bochorno que pensabas que te mantenían a salvo pero que en realidad te mantenían aislada, solitaria y sola, esta vez será diferente; rodearás tu hogar con un enorme y hermoso jardín de flores que se extienda hasta donde tus ojos puedan ver. Plantarás semillas de tu cofre del tesoro, las nutrirás con amor y las verás crecer hasta convertirse en las hermosas flores que la naturaleza pretendía.

Colocarás un banco en el corazón de tu hermoso jardín. No se trata de un macizo de flores cualquiera, sino de un jardín lleno de vida, cuidado con esmero y mimado por la propia naturaleza. Cada flor representa una emoción positiva diferente, que florece en armonía para crear un tapiz vivo de color y luz.

En el centro del jardín se encuentra el **Loto del Amor Propio**, una flor resistente pero delicada. El loto simboliza la pureza y el crecimiento espiritual, y florece maravillosamente incluso en las aguas más turbias. Representa la capacidad de sobreponerse a los retos y abrazarse plenamente a una misma, reflejando el viaje interior de la autoaceptación y la transformación personal.

Erguido junto al loto está el **Girasol de la Gratitud**, conocido por su capacidad de girar hacia el sol, buscando la luz. Los Girasoles representan la calidez, el positivismo y el aprecio, y encarnan la esencia de la gratitud al erguirse altos y brillantes, buscando siempre lo bueno de la vida y reflejando un corazón lleno de agradecimiento.

Junto al girasol, se encuentra la **Rosa del Respeto a Sí Mismo**. Sus profundos pétalos carmesí irradian fuerza y dignidad, recordando a todos los que la contemplan la importancia de honrarse a uno mismo. El robusto tallo de la rosa simboliza los cimientos internos del amor propio, que permiten que todas las demás emociones prosperen a su alrededor.

Junto a la rosa crece el **Lirio de Amor**, puro y blanco, cuya delicada fragancia llena el aire de calidez y compasión. El lirio simboliza el amor incondicional que une a todos los seres vivos, y sus pétalos se despliegan como brazos abiertos, acogiendo y abrazando a todos los que se acercan. Con su suave presencia, esta flor nutre todo el jardín, creando un vínculo que unifica las diversas floraciones que la rodean.

Cerca de allí, la **Margarita del Perdón** se mece suavemente con la brisa, con sus suaves pétalos blancos salpicados de un tono dorado. La margarita representa la ligereza que supone dejar atrás las heridas del pasado. Susurra un recordatorio de que el perdón es la clave de la curación; sus raíces entrelazadas con la tierra absorben fuerzas de la sabiduría de que la paz se encuentra en la liberación.

Junto a la margarita se alza **el Clavel de la Confianza**, una flor simbólica que representa la seguridad en una misma, la fuerza interior y la confianza inquebrantable en las propias capacidades. Sus atrevidos y vibrantes pétalos reflejan la seguridad y el aplomo que acompañan a la autoconfianza, y sirven para recordar que la verdadera confianza florece desde el interior, irradiando hacia el exterior en todos los aspectos de la vida.

El **Tulipán del Valor** florece en una brillante gama de colores, símbolo de la valentía que surge del interior. Sus pétalos, aunque delicados, son sólidos y resistentes, y representan el valor necesario para enfrentarse a lo desconocido. El tulipán enseña al jardín que el verdadero valor no es la ausencia de miedo, sino la determinación de crecer a pesar de él.

No muy lejos del tulipán, la **Orquídea del Poder** florece con una belleza exótica que cautiva a todo el que la ve. Sus intrincados dibujos y vibrantes tonos representan el poder de creer en una misma. La orquídea recuerda al jardín que la fuerza viene de dentro y que creer en las propias capacidades puede conducir a logros extraordinarios.

Esparcidas por el jardín, las **Caléndulas de la Alegría** danzan a la luz del sol y sus pétalos dorados reflejan felicidad y satisfacción. Estas flores, siempre alegres y brillantes, simbolizan la alegría de apreciar los placeres sencillos de la vida. Las caléndulas son la risa del jardín, que contagia alegría y positividad a cada rincón.

En los rincones del jardín crecen racimos de **Violetas de la Bondad**, cuyas flores de color púrpura suave desprenden una suave belleza. Las violetas representan la naturaleza tranquila y discreta de la bondad, que, aunque a menudo es pequeña y discreta, tiene el poder de transformar el mundo que la rodea. Su dulce fragancia llena el jardín, recordando a cada flor que la bondad, en su sencillez, es el pegamento que mantiene unida a la comunidad.

Decides que, cuando llueva, te sentarás en el banco en el corazón de tu jardín, sentirás las gotas de lluvia caer sobre tu cuerpo y darás gracias, sabiendo que la lluvia está nutriendo tus flores. Crecerán más grandes, más fuertes y mejor. Si llega una tormenta destructiva con fuertes vientos e inundaciones, y deja tras de sí daños en tu jardín, irás a tu baúl, buscarás las semillas que necesitas, las plantarás en los lugares vacíos que dejó la tormenta, y luego las verás crecer hermosas y aún más fuertes.

Te recuerdas a ti misma que la vida no será más fácil. Te comprometes a elegir la acción frente a la inacción. Y lo que es más importante, cuidarás de tu jardín y estarás preparada para cualquier tipo de clima.

Miras hacia arriba mientras el sol se sumerge en el horizonte, proyectando un resplandor dorado sobre el jardín; todas las flores se yerguen juntas, un magnífico mosaico de emociones. Cada flor aporta su color, fragancia y energía únicos, armoniosos y equilibrados.

El jardín es un testimonio vivo del poder de las emociones positivas. Es un recordatorio de que cuando estas emociones florecen juntas en el jardín de tu corazón, crean una vida llena de amor, resistencia y posibilidades ilimitadas.

Comparte tus semillas de amor y bondad con los demás. Cada semilla, por pequeña que sea, tiene el potencial de convertirse en algo hermoso, creando un efecto dominó de calidez y compasión que florece en los corazones de quienes toca.

Respiras hondo y sientes una cantidad abrumadora de gratitud, dándote cuenta de que esta es tu vida. Ahora sabes que cuando estás bajo presión, en la oscuridad, presionada o aplastada, estás en una etapa de transformación, y abrazarás, disfrutarás y florecerás.

Tu guía hacia la libertad
y la felicidad

Recuperarse de los retos, las luchas y los traumas personales es un viaje que requiere intención, paciencia y autocompasión. Esta guía proporciona pasos prácticos para ayudarte a encontrar la felicidad y recuperar la alegría de vivir.

Imagina una vida en la que las heridas emocionales de tu pasado ya no te retengan, una vida en la que seas libre para avanzar sin el peso del viejo dolor que te arrastra. El proceso de curación no consiste solo en comprender tu dolor; consiste en trabajar activamente para liberarlo y despejar el espacio en tu corazón y en tu mente para un nuevo crecimiento y alegría.

Los tres primeros pasos son de suma importancia para iniciar tu viaje de sanación. Aquí es donde llegas a la causa raíz, expones la emoción, liberas el acontecimiento y la emoción ligada a él, y te perdonas a ti misma y a cualquier cocreador del dolor que has experimentado. Puedes elegir los pasos que mejor se adapten a ti en cualquiera de los ocho pasos siguientes.

El viaje hacia el interior: identificar y descubrir los bloqueos emocionales

¿Cuáles son los bloqueos emocionales que te impiden vivir la vida que deseas? Estos bloqueos tienen su origen en creencias inconscientes: historias que nos hemos contado a nosotras mismas durante tanto tiempo que creemos que son ciertas. "No soy lo bastante buena". "No merezco la felicidad". "Tengo que poner a los demás primero". Estas creencias son como cadenas que nos mantienen atadas hasta que las reconocemos y las soltamos.

Paso 1: Identificar tus bloqueos emocionales

Pasos accionables :

1. Autorreflexión

Siéntate en silencio contigo misma, sin distracciones, y sintoniza con tus pensamientos y sentimientos. Fíjate en cualquier patrón o tema recurrente que surja: sentimientos de inadecuación, miedo al fracaso, necesidad de aprobación. Estas pistas apuntan a creencias subyacentes que pueden estar bloqueando tu camino. Hazte las preguntas difíciles: *¿Qué creo de mí misma? ¿Por qué lo* *considero una verdad? ¿De dónde vienen estas creencias? ¿Son realmente ciertas?*

Ve al nivel más profundo de la emoción básica. Las ocho emociones básicas son alegría, confianza, miedo, sorpresa, tristeza, anticipación, ira y asco. Si sientes miedo, ¿qué sientes exactamente? ¿Miedo a que tus amigos piensen que eres vaga, estúpida, etc.? Poner nombre a tus sentimientos reduce su poder sobre ti y, en la mayoría de los casos, te ayudará a identificar la raíz de por qué te sientes como te sientes.

2. Identificar *patrones*

Observa las áreas en las que te sientes estancado o insatisfecho. ¿Qué creencias podrían estar contribuyendo a estos patrones?

3. Diario

Cuando reacciones ante un desencadenante, te sientas abrumada o pienses demasiado, empieza a escribir todo lo que te venga a la mente. Días más tarde podrás volver la vista atrás con la mente despejada y comprender mejor tus emociones y de dónde vienen.

Paso 2: Desafiar y liberar
tus bloqueos

Una vez que hayas identificado tus bloqueos emocionales y su origen, el siguiente paso es desafiarlos y liberarlos. Asegúrate de identificar y liberar la emoción asociada al bloqueo.

Medidas prácticas:

1. Cuestionar su validez

Pregúntate a ti misma: ¿Es realmente cierta esta creencia o es sólo una historia que me he contado a mí misma? ¿Qué pruebas tengo para apoyar o refutar esta creencia?

Al reunir pruebas contra tu bloqueo, empiezas a debilitar su control sobre ti.

2. Reescribir la narración

Una vez que hayas cuestionado una creencia, sustitúyela por otra nueva que te dé más poder. Por ejemplo, en lugar de "No soy lo bastante buena", puedes decirte: "Soy capaz y merezco el éxito". Repítete esta nueva creencia con regularidad, sobre todo en los momentos en que la antigua creencia amenace con resurgir. Con el tiempo, esta nueva creencia echará raíces y el viejo bloqueo empezará a disolverse.

3. Asumir la responsabilidad

Analiza honestamente la experiencia y sé sincera contigo misma sobre lo que podrías haber hecho de otra manera. Si echas toda la culpa a otra persona y no asumes la responsabilidad de tus propios actos, estás cediendo tu poder y tu control.

4. Visualización

Tómate unos minutos cada día para cerrar los ojos e imaginarte a ti misma viviendo en consonancia con tu nueva creencia. Visualízate segura de ti misma, con éxito y en paz.

5. Afirmaciones

Escribe tu nueva creencia en un papel y colócalo en un lugar que veas todos los días: el espejo del baño, la pantalla del ordenador o la mesita de noche. Repítete esta afirmación a lo largo del día, especialmente en momentos de duda o miedo. La repetición te ayudará a reforzar la nueva creencia en su mente inconsciente.

6. Diario

Dedica un tiempo cada día a escribir sobre tus experiencias, pensamientos y sentimientos mientras trabajas para liberarte de tus creencias inconscientes. Llevar un diario te permite procesar tus emociones, comprender mejor tus creencias y hacer un seguimiento de tus progresos a lo largo del tiempo.

Paso 3: Perdón

El verdadero perdón no consiste en absolver a los demás de sus culpas, sino en liberarte de la prisión del resentimiento y la ira. Debes perdonarte a ti misma y a cualquier otra persona implicada en el dolor que experimentaste.

Medidas prácticas:

1. Escribe una carta a la persona que te hizo daño

En esta carta, expresa tus sentimientos honesta y abiertamente: lo que te hizo, cómo te afectó y el dolor que te causó. Luego, al concluir la carta, toma la decisión consciente de perdonar. No tienes que enviar la carta; el acto de escribirla es para tu propia curación. Una vez escrita la carta, puedes optar por guardarla, quemarla o enterrarla, lo que consideres adecuado para simbolizar la liberación del dolor.

2. Perdónate a ti misma

Una práctica poderosa para el autoperdón es escribir todas las cosas de las que te sientes culpable o avergonzada, todo lo que te has estado echando en cara. Luego, una a una, libérate conscientemente de ellas. Reconoce las circunstancias, comprende el contexto y, a continuación, suelta el juicio. A medida que avanzas en este proceso, recuérdate que eres humana y que el perdón es una parte vital de tu proceso de curación.

Paso 4. Comprometerse con la autocompasión

Practicar la autocompasión te permite aceptarte plenamente, con cicatrices y todo.

Medidas prácticas:

1. Afirmaciones diarias

Empieza cada día con afirmaciones que te recuerden tu valía. Frases sencillas como "soy suficiente", "merezco amor y respeto" o "me estoy curando y no pasa nada por tomarme mi tiempo" ayudan a reprogramar tu subconsciente.

2. Diario de autocompasión

Después de escribir tu trauma en el diario, escríbete una carta a ti misma desde la perspectiva de un amigo cariñoso. Como en el capítulo seis, cuando mires tu reflejo en el espejo, ofrécete a ti misma la amabilidad y comprensión que le ofrecerías a un amigo o a alguien a quien quieres.

3. Sustituir la autoconversación negativa

Date cuenta de cuándo te criticas. Reconoce tus pensamientos y reformúlalos con delicadeza. Por ejemplo, si piensas: *"Ya debería haber superado esto"*, sustitúyelo por: "La curación lleva tiempo y estoy haciendo todo lo que puedo".

Paso 5. Establecer límites

Establecer límites te ayudará a proteger tu salud emocional y mental, además te dará el control sobre lo que permites en tu vida.

Medidas prácticas:

1. Identifica tus necesidades

Reflexiona sobre lo que te hace sentir agotada, herida o insegura. Escribe una lista de las cosas que ya no quieres tolerar.

2. Comunicar con claridad

Practica decir no a situaciones o personas que desencadenan emociones negativas o te hacen sentir estresada o temerosa. Utiliza un lenguaje firme pero respetuoso: "Necesito algo de espacio ahora mismo" o "No me siento cómoda con esto".

3. Refuerza tus límites

Los límites sólo son eficaces si se mantienen. Mantente firme en tus decisiones, aunque los demás se opongan. Está bien dar prioridad a tu bienestar. Al mantener tus límites, controlas lo que decides permitir en tu vida.

Paso 6. Recupera tu identidad

El dolor emocional y los traumas pueden ensombrecer lo que somos en el fondo. Empieza a vivir la vida que quieres vivir. Reconectar con tu verdadero yo te permite recuperar el control de quién eres y te da un sentido de propósito.

Medidas prácticas:

1. Reconectar con viejas pasiones

Piensa en aficiones o actividades que te gusten. Dedica tiempo cada semana a tus intereses personales, ya sea la música, el arte o pasar tiempo en la naturaleza.

2. Explorar nuevos intereses

Cuando conviertes el dolor en poder, es una oportunidad para cambiar tu perspectiva de la vida. Aprovéchalo para explorar nuevas pasiones. Prueba una clase, hazte voluntaria o aprende una habilidad que siempre has querido aprender, pero nunca lo has hecho.

Paso 7. Desarrollar la resiliencia a través de la atención plena

La atención plena te ayuda a mantenerte presente y tranquila ante emociones abrumadoras, permitiéndote procesar los acontecimientos y emociones dolorosos sin dejarte consumir por ellos.

Medidas prácticas:

1. Practicar la meditación diaria

Dedica un mínimo de cinco a diez minutos al día a meditar. Concéntrate en tu respiración, notando las sensaciones de tu cuerpo sin juzgarlas. Esto te ayudará a centrar tu mente y te aportará una sensación de tranquilidad. He descubierto que meditar por las mañanas añade valor a todo el día.

2. Movimiento consciente

Realiza actividades suaves como yoga, caminar o estiramientos para volver a conectar con tu cuerpo y liberar la tensión acumulada en los músculos.

3. Reflexiona sobre tus progresos

Al final de cada semana, reflexiona sobre tus progresos. ¿Qué victorias, grandes o pequeñas, has conseguido? Celébralas. Yo lo hago escribiendo un diario, pero si lo prefieres, puedes tomarte un momento para reflexionar.

Paso 8. Crecimiento personal

El objetivo principal no es sólo sobrevivir, sino prosperar. Al convertir tu dolor en propósito y tus heridas en sabiduría, cosechas los beneficios.

Medidas prácticas:

1. Reconoce tu fuerza

Escribe de qué manera tu experiencia vital te ha hecho más fuerte. ¿Qué lecciones has aprendido? ¿Cómo has crecido?

2. Devolver

Encuentra formas de utilizar tu experiencia para ayudar a los demás. Ya sea a través del voluntariado, la tutoría o la defensa, convertir tu trauma en una fuerza para el bien puede ser increíblemente fortalecedor.

El viaje continúa

Cuando llegues al final de este libro, descubrirás que las herramientas, ideas y prácticas que has aprendido aquí son la base para toda una vida de crecimiento, sanación y autodescubrimiento. Continúa construyendo sobre estos cimientos y confía en que tienes todo lo que necesitas para crear una vida con propósito, alegría y plenitud.

Recuerda que eres el autor de tu historia y que el futuro lo escribes tú. Acepta el viaje, valora el proceso y nunca dejes de crecer. Lo mejor está por llegar.

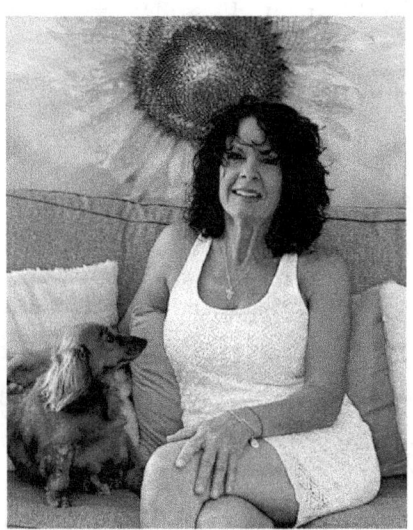

Sobre la autora

Pamela Starusta es una profesional de los seguros de vida, escritora y defensora del crecimiento personal y la curación. Nacida y criada en Connecticut y ahora residente en el área de Tampa Bay, Pamela ha pasado su vida ayudando a otros a asegurar su futuro mientras navegaba su propio viaje a través de profundos desafíos personales. Sus experiencias han alimentado su pasión por la resiliencia, el bienestar emocional y la fuerza que se necesita para reconstruir después de los desafíos de la vida.

A lo largo de su carrera, Pamela ha ayudado a innumerables familias a proteger a sus seres queridos, pero su verdadera vocación va más allá de la seguridad financiera. Se ha dedicado a explorar las herramientas emocionales y psicológicas necesarias para superar los momentos más difíciles de la vida. En Tesoro, Pamela comparte las profundas lecciones personales que ha aprendido a lo largo del camino, ofreciendo a los lectores consejos prácticos e inspiración para descubrir los dones ocultos en sus luchas.

La misión de Pamela es inspirar a otros a abrazar su fuerza interior y transformar su dolor en propósito. Sus ideas se basan en su propia recuperación y crecimiento, lo que hace que sus consejos sean sinceros, cercanos e impactantes.

Cuando no está trabajando o escribiendo, Pamela disfruta viajando, pasando tiempo al aire libre y disfrutando del poder de la música. Atesora los momentos con amigos y con su querida mini teckel, Violet. Pamela está especialmente agradecida por el amor inquebrantable de sus dos hijos y su familia, que han sido una fuente constante de fuerza y apoyo en su vida.

Para continuar la conversación con Pamela y obtener recursos GRATUITOS adicionales para la curación, visita **www. PamelaStarusta.com**.

Gracias por acompañarme en este viaje de curación y autodescubrimiento. Tu apoyo lo es todo. Si *Tesoro* ha resonado contigo, por favor considera dejar una reseña, ayuda a difundir el mensaje de sanación y resistencia a otros que buscan esperanza y transformación. Tus palabras tienen el poder de inspirar, y estoy profundamente agradecida por tu parte en compartir esta historia.